Pesquisa Clínica Inclusiva

Guia Prático

Ana Macedo

Pesquisa Clínica Inclusiva: Guia Prático

Ana Macedo

1ª Edição, Março de 2024

Direitos autorais © 2024 Ana Macedo

Revisão e edição: João Macedo e Susana Marques

Este livro é dedicado a todas as pessoas com as quais, ao longo de mais de 20 anos, cruzei o caminho em vários projetos de pesquisa clínica, e também àquelas que estão começando e têm a oportunidade de fazer uma pesquisa clínica de excelência, que é necessariamente uma pesquisa clínica inclusiva.

Índice

Seção I - Por que falar sobre pesquisa inclusiva?

Capítulo 1- Pesquisa clínica inclusiva

Por que é necessário falar sobre pesquisa clínica inclusiva?

Principalmente porque percebemos que a pesquisa clínica tem deixado muitas pessoas de fora, alegando critérios científicos que nem sempre são plausíveis ou verdadeiros. Você se sente confortável ao usar um determinado medicamento em uma mulher de 80 anos, sabendo que suas características farmacocinéticas foram determinadas em homens com menos de 30 anos e que seus perfis de eficácia e segurança foram definidos em pessoas sem outras patologias, que não estavam tomando outros medicamentos e que tinham menos de 65 anos? Talvez você nunca tenha pensado nisso, mas uma coisa é certa: todas as pessoas precisam de medicação em algum momento de suas vidas e, em geral, as pessoas idosas precisam mais do que as jovens.

Os argumentos para deixar pessoas de grupos minoritários, com diversas doenças ou que tomam vários medicamentos de fora dos estudos clínicos são vários e incluem motivos como heterogeneidade e validade interna reduzida. Ambos são argumentos corretos, mas e quanto ao nosso compromisso ético, e quanto à validade externa dos estudos?

Falar sobre pesquisa inclusiva é muito mais do que falar sobre a inclusão de todas as pessoas em estudos clínicos, é falar sobre os objetivos desses estudos, é falar sobre a linguagem que usamos quando escrevemos nossos protocolos ou questionários, é falar sobre as equipes que projetam e implementam os estudos.

A pesquisa clínica deve necessariamente considerar as pessoas em toda a sua diversidade, incluindo suas características biológicas, ambientais, sociais e comportamentais, refletindo, em última análise, a definição de saúde da Organização Mundial da Saúde (OMS) e seus princípios (1), que afirmam, entre outras coisas, que:

> *"Saúde é um estado de completo bem-estar físico, mental e social e não apenas a ausência de doença ou enfermidade."*
>
> *"O gozo do mais alto padrão possível de saúde é um dos direitos fundamentais de todo ser humano, sem distinção de raça, religião, crença política, condição econômica ou social".*

Vou além, porque, ao reler essas definições, tive a sensação de que elas não refletem mais o que considero ser a verdadeira inclusão. Se eu pudesse propor mudanças, sugeriria não usar a palavra "raça", mas sim características fisionômicas, ancestralidade e origem geográfica, e acrescentar (sem distinção de) sexo, identidade de gênero ou orientação sexual.

Apesar dos princípios acima, a pesquisa clínica tem deixado muitas pessoas de fora. Mulheres, pessoas pertencentes a minorias sexuais e de gênero, grávidas, idosos, pessoas de diferentes origens socioculturais, pessoas obesas, pessoas com pele não branca, são alguns dos exemplos de indivíduos e grupos que têm sido sistematicamente excluídos, comprometendo seu direito à equidade em saúde.

Uma publicação de 2020 (2) analisou 32.000 pessoas que participaram de testes clínicos de novos medicamentos nos Estados

Unidos da América (EUA). Das pessoas incluídas, apenas 8% eram afro-americanas e apenas 30% tinham 65 anos ou mais. De acordo com o censo dos EUA, 14,4% da população era afro-americana (3). A situação é ainda mais grave porque sabemos que, embora esses grupos estejam sub-representados nos estudos clínicos, eles também têm especificidades e uma maior prevalência de determinadas doenças, devido a fatores genéticos e ao seu ambiente socioeconômico e cultural, portanto, corremos o risco de não incluir as pessoas que mais se beneficiariam dos resultados de determinados estudos clínicos. Isso não só gera assimetria e desigualdade no acesso precoce a um possível novo tratamento, mas também impossibilita que os medicamentos sejam otimizados de acordo com as características dessas pessoas, por exemplo, em termos de dosagem, frequência de administração ou perfil de segurança.

Você pode pensar que há razões clínicas ou mesmo éticas para isso. Por exemplo, as mulheres costumavam ser sistematicamente excluídas da participação em estudos clínicos de Fase 1, porque se presumia que sempre poderia haver um risco de gravidez e, portanto, o risco de exposição a um medicamento experimental em sua fase inicial de estudo não se justificava. Também se presumiu que pessoas mais velhas não seriam incluídas, e por mais velhas queremos dizer pessoas com mais de 40 ou 50 anos, pessoas com maior risco de doença ou pessoas que tomam outros medicamentos. Qual é o resultado prático dessas escolhas? A farmacocinética e a farmacodinâmica da maioria dos medicamentos disponíveis no mercado atualmente foram estudadas em homens jovens (e brancos).

Quanto às pessoas obesas, de diferentes origens socioculturais ou de minorias sexuais e de gênero, os motivos "oficiais" para não as incluir em muitas pesquisas clínicas são para maximizar a validade interna dos estudos. resultados. É verdade que a heterogeneidade reduz a validade do estudo, mas essa não é uma razão suficiente para muitas das seleções que são feitas, até porque temos que assumir que o tipo de seleção que foi feita tem um impacto enorme na validade externa desses mesmos resultados.

Como exemplo, gostaria que refletisse sobre a validade dos resultados da maioria das pesquisas clínicas quando se trata de mulheres, pessoas negras, pessoas idosas, pessoas obesas, ou pessoas transgénero. Todas estas pessoas vão tomar medicamentos assumindo um perfil de farmacocinética, eficácia e segurança determinado em pesquisas das quais não fizeram parte.

Conscientes dessa realidade, várias instituições se manifestaram a favor de uma pesquisa clínica mais inclusiva (4–7).

A OMS emitiu diretrizes para promover a inclusão de mulheres, crianças e outras populações sub-representadas em pesquisas clínicas. Essas diretrizes enfatizam a importância de envolver essas populações em todas as fases do processo de pesquisa, desde o desenho do estudo até a análise dos dados e a divulgação dos resultados.

Gostaria de fazer uma breve observação aqui, chamando sua atenção para uma questão um pouco diferente, mas igualmente relevante: como são configuradas as equipes que projetam e decidem sobre o tipo de pesquisa clínica a ser realizada?

Até agora, falamos sobre a inclusão dos participantes do estudo e a importância de sua representatividade, abrangendo o espectro da diversidade humana, mas gostaria que você refletisse também sobre a questão das decisões políticas, científicas e comerciais no campo da saúde e, portanto, da pesquisa clínica. É essencial, como salienta a recomendação da OMS, envolver diferentes tipos de pessoas de forma representativa e inclusiva no processo de tomada de decisão, concepção, planejamento e análise de estudos clínicos.

Em 2020, a FDA publicou um documento intitulado *Enhancing the Diversity of Clinical Trial Populations — Eligibility Criteria, Enrollment Practices, and Trial Designs Guidance for Industry* (8) demonstrando não apenas sua preocupação com a sub-representação de determinados grupos populacionais, mas também a necessidade de promover ações imediatas por parte das organizações que promovem a pesquisa, em especial a indústria farmacêutica. O documento menciona explicitamente a necessidade de levar em conta tanto as características demográficas das populações-alvo (por exemplo, sexo, características fisionômicas, origem geográfica, idade, local de residência), quanto as características clínicas das populações (por exemplo, pacientes com insuficiência de um ou vários órgãos, comorbidades, pessoas com deficiência, indivíduos com obesidade ou magreza extrema e populações com doenças ou condições de baixa prevalência). O documento salvaguarda situações em que determinados indivíduos ou grupos populacionais não devem ser incluídos em uma determinada pesquisa clínica por motivos de segurança, refletindo sobre situações em que os motivos para a não inclusão são justificados.

Além desse documento, a FDA publicou anteriormente outro com o objetivo de promover a inclusão de pessoas de diferentes "raças" e etnias (9), adolescentes (10) e crianças (11).

Os diversos documentos e recomendações destacam a necessidade de coletar informações suficientes para poder analisar grupos minoritários, o que implica ter um número suficiente de pessoas nas amostras do estudo, mas também prever a coleta das informações necessárias para caracterizá-las.

Em geral, as instituições públicas, as empresas e as equipes de pesquisa parecem concordar com a importância de tornar a pesquisa clínica inclusiva para garantir que as intervenções de saúde sejam eficazes e seguras para todos os indivíduos, independentemente de sua origem ou identidade. Mas para que isso se torne realidade, cada um de nós precisa fazer a sua parte em cada projeto de pesquisa clínica.

Para concluir este capítulo, eu lhe proponho um desafio. Quando pensar em um projeto de pesquisa clínica, pergunte a si mesmo se ele é suficientemente integrador. Dívida sua análise em quatro partes:

1. **Tema e objetivos**: o tema e os objetivos do projeto levam em conta a diversidade e a inclusão, e as perguntas são explícitas e específicas o suficiente para analisar dados sobre grupos minoritários e aumentar o conhecimento sobre eles na área da saúde?

2. **População**: quem são as pessoas-alvo e por que determinados indivíduos foram incluídos ou excluídos?

3. **Linguagem**: a linguagem usada nos materiais do estudo, incluindo o protocolo, o consentimento informado, a folha de informações à pessoa participante e os materiais de coleta de dados, é neutra e inclusiva?

4. **Equipe de pesquisa**: o projeto e sua concepção incluem pessoas representativas de diferentes grupos, especialmente grupos sub-representados? A análise e a interpretação dos resultados são compartilhadas por um grupo de pessoas que refletem essa diversidade?

Capítulo 2 - Linguagem inclusiva

Antes de entrar em questões metodológicas, como a definição e a classificação de estudos clínicos, e considerando que este manual trata de pesquisa clínica inclusiva, optei por abordar primeiro os aspectos relativos às pessoas, e não tenho a pretensão de incluir todos aqueles que foram sistematicamente discriminados. Quando você pensar em discriminação nesse contexto, gostaria que pensasse que ela pode vir de diferentes formas, como vimos no final do capítulo anterior, e vou lembrar novamente aqui. Por exemplo, é discriminação:

- O fato de que pessoas de determinados grupos são explicitamente excluídas dos estudos clínicos, na prática acabam não sendo incluídas (não está escrito nos critérios de elegibilidade que elas não podem participar, mas no final do estudo elas acabam não sendo incluídas).
- Os objetivos dos estudos não incluem a análise de subgrupos de populações minoritárias ou vulneráveis.
- A forma como as perguntas são formuladas, condicionando as respostas a categorias que nem sempre são inclusivas.

- A linguagem usada em todos os materiais, desde o protocolo do estudo até o consentimento informado ou os questionários do estudo.

É importante refletir sobre o fato de que algumas pessoas têm sido sistematicamente discriminadas no contexto da pesquisa clínica, mas também sobre como podemos efetivamente tornar nossos estudos mais inclusivos.

Nas próximas páginas, vamos nos concentrar na linguagem. Uma das principais fontes de discriminação e não-inclusão é justamente a comunicação e a linguagem, que criam barreiras e falta de confiança. É essencial que façamos um esforço, porque ainda é um esforço, para usar termos neutros e não usar palavras que possam ter conotações pejorativas. (12).

Sei que muitas pessoas reclamam da dificuldade de usar uma **linguagem neutra**, por exemplo, quando se trata de gênero: "Temos que dizer 'eles' e 'elas' o tempo todo" (e isso não inclui pessoas com identidade de gênero não binária). Concordo que não é fácil, muito menos fluido, especialmente nos idiomas latinos, em que a maioria das palavras tem um gênero atribuído (feminino ou masculino). Mas mesmo que não seja simples, é importante.

A neutralidade da linguagem possibilita a redução de estereótipos e do que chamamos de *inconscient bias*, ou seja, suposições que nosso cérebro assume *a priori* sem que tenhamos consciência delas, mas que levam à discriminação.

Para dar alguns exemplos da vida cotidiana, quando dizemos "o médico", referindo-nos a todos os que exercem a profissão, estamos condicionando nossa imagem mental a um homem de jaleco branco com um estetoscópio. Se pedirmos a crianças pequenas que desenhem médic@s ou astronautas, elas provavelmente desenharão homens, enquanto se pedirmos a elas que pensem em enfermeir@s, provavelmente veremos mulheres em seus desenhos. Isso está relacionado ao número de profissionais em cada área? Ao que vemos na mídia? Claro que sim, mas isso é reforçado pela terminologia que usamos.

Outro aspecto importante e complexo do uso da **linguagem neutra** é que ela não permita que ninguém se sinta discriminado ao ler (ou ouvir) um determinado texto, neste caso, os materiais de um estudo clínico, seja o protocolo, os questionários ou a apresentação dos resultados.

Se na linguagem falada isso pode ser um exercício tão complexo que impede ou atrapalha a comunicação, acredito que na linguagem escrita isso não só é possível, mas extraordinariamente útil.

Não tenho a pretensão de ser exaustiva e peço desculpas antecipadamente se, ao longo deste livro, não consegui usar uma linguagem tão neutra quanto gostaria, mas, acredite, não foi por falta de esforço ou desejo.

Para concluir este ponto, gostaria de deixar algumas sugestões práticas de palavras e expressões que são comuns no contexto da pesquisa clínica:

- Tente evitar termos como "os doentes" ou "os pacientes", substituindo-os por "pessoas com a doença...", ou "indivíduos com...".
- Da mesma forma, tente evitar o uso de "o médico" ou "o pesquisador". Se possível, substitua-os por "equipe médica" ou "equipe de pesquisa". Se não se tratar de uma equipe, mas de uma pessoa, use "profissional de...".
- Considere cuidadosamente se as palavras que você usa são substantivos ou adjetivos/atributos. Por exemplo, não dizemos "o diabético" ou "o

hipertenso", mas "a pessoa com diabetes" ou "a pessoa com hipertensão". Da mesma forma, não dizemos "o transgénero", mas "a pessoa transgénero". Em ambos os contextos, estamos tentando fazer duas coisas ao mesmo tempo: primeiro, usar uma linguagem neutra em termos de gênero e, segundo, presumir que uma pessoa não é definida por sua doença ou identidade de gênero, mas que esses são atributos e, portanto, devem ser usados como adjetivos.

Ao longo deste livro, discutiremos grupos minoritários e grupos considerados vulneráveis ou sub-representados de forma a comprometer seu direito à equidade em saúde. Em outras palavras, como vimos acima, a exclusão sistemática de pessoas de pesquisas clínicas leva a resultados de saúde piores, o que tem um impacto direto em sua qualidade de vida e expectativa de vida.

Antes de prosseguirmos, vamos definir alguns dos termos e conceitos que usarei nas próximas páginas. As definições que proponho não têm a intenção de estabelecer um glossário, mas apenas de criar uma referência que nos permita ter um entendimento comum dos termos usados.

2.1. Sexo e gênero

O **sexo** (sexo atribuído no nascimento) é classificado como feminino, masculino ou intersexo (o termo intersexo se aplica a pessoas cujas características sexuais, incluindo cromossomos ou a anatomia dos órgãos sexuais e/ou reprodutivos, não são típicas do sexo feminino ou masculino, e é uma condição muito rara). O sexo atribuído no nascimento é definido por características biológicas e fisiológicas, como anatomia, órgãos reprodutivos e sexuais, cromossomos e ambiente hormonal de cada indivíduo (13).

O **gênero** é uma construção social de comportamentos, atitudes, expressões e papéis. A **identidade de gênero** é a maneira pela qual uma pessoa se identifica com essa construção social, que pode ser binária - homem ou mulher - ou não binária, no sentido de que a pessoa não se identifica nem com o masculino nem com o feminino. Dessa forma, podemos supor que há um espectro de gênero que oscila entre o feminino e o masculino e que pode ter uma infinidade de pontos intermediários (13).

O conceito de gênero é operacionalizado em termos individuais, como "identidade de gênero" e "**expressão de gênero**", que se referem à forma como uma pessoa se apresenta à sociedade em termos de padrões de gênero estabelecidos.

Também é importante esclarecer o que significa uma pessoa **cisgênero** e uma pessoa **transgênero**. O termo cisgênero significa que o gênero com o qual uma pessoa se identifica corresponde ao sexo que lhe foi atribuído no nascimento. Transgênero, por outro lado, significa que o gênero com o qual a pessoa se identifica não corresponde ao sexo que lhe foi designado no nascimento.

Discutiremos as formas de perguntar sobre e classificar a identidade de gênero no contexto de estudos clínicos mais tarde, portanto, prefiro não falar sobre isso aqui.

2.2. Características fisionômicas e ancestralidade

Talvez o título que você esperava para o que vou discutir neste subcapítulo fosse **"raça e etnia"**, mas, em termos biológicos e genéticos, não faz sentido falar de várias raças quando se trata de seres humanos.

O conceito de "raça", tal como o usamos na vida cotidiana, é relativamente recente na história humana e deriva da construção social do racismo. Em um artigo sobre "Raça e Racismo" publicado em 2019 por *American Association of Biological Anthropologists (14)*, pode ler:

> *"A raça não oferece uma representação precisa da variação biológica humana. Ela nunca foi precisa no passado e continua sendo imprecisa quando se refere às populações humanas contemporâneas. Os seres humanos não são biologicamente divididos em tipos continentais distintos ou grupos genéticos raciais. Pelo contrário, o conceito de raça deve ser entendido como um sistema de classificação nascido do colonialismo, da opressão e da discriminação. Como tal, ele não está enraizado na realidade biológica, mas na política de discriminação. Assim, nos últimos cinco séculos, a raça se tornou uma realidade social que estrutura as sociedades e a maneira como vivenciamos o mundo. Nesse sentido, a raça é real, assim como o racismo, e ambos têm consequências biológicas reais.*

> *Os seres humanos compartilham a grande maioria (99,9%) de seu DNA. Entretanto, os indivíduos apresentam grande variabilidade genética e fenotípica. As interações genoma/ambiente, as mudanças biológicas locais e regionais ao longo do tempo e a troca genética entre populações produziram a diversidade biológica que vemos nos seres humanos atualmente. Em particular, as variantes não estão distribuídas em nossa espécie de uma forma que se traduza claramente em grupos raciais socialmente reconhecidos. Isso se aplica até mesmo aos aspectos da variação humana que frequentemente destacamos nas discussões sobre raça, como características faciais, cor da pele e tipo de cabelo. Nenhum grupo de pessoas é, ou jamais*

foi, biologicamente homogêneo ou "puro". Isso significa que a raça, embora não seja um conceito biológico cientificamente preciso, pode ter consequências biológicas importantes por meio dos efeitos do racismo (...)

(...) As categorias raciais não fornecem um quadro preciso da variação biológica humana. Há variação dentro e entre populações em todo o mundo, e grupos de indivíduos podem ser diferenciados por padrões de semelhança e diferença, mas esses padrões não estão em conformidade com grupos raciais socialmente definidos (como brancos e negros) ou com grupos geográficos definidos por continentes (como africanos, asiáticos e europeus). O que tem sido caracterizado como "raça" não constitui grupos biológicos discretos ou linhagens evolutivamente independentes. Além disso, embora a classificação racial geralmente enfatize traços físicos, como a cor da pele e a textura do cabelo, e muitas vezes faça suposições sobre o padrão de diversidade genética em relação à geografia continental, nada disso segue linhas raciais. A distribuição da variação biológica em nossa espécie demonstra que nossas raças socialmente reconhecidas não são categorias biológicas."

Considerando o que acabamos de ler, não faz sentido falar em "raça" do ponto de vista biológico, mas o termo ainda é usado para definir grupos populacionais com características fisionômicas e genéticas específicas. É essencial, no contexto da pesquisa clínica, entender de quais características estamos falando e qual a melhor forma de designá-las ao formular uma pergunta em um questionário ou ao definir um alvo de análise em um protocolo de estudo. É a origem geográfica que queremos saber? Ancestralidade? Cor da pele? Origem sociocultural? Então essa deve ser a nossa pergunta.

Por falta de uma alternativa melhor, optei por usar a palavra *"raça"* entre aspas em todo o texto, entendendo-a no sentido expresso acima.

Etnia não é uma outra forma de dizer "raça", não são sinônimos, nem traduz os aspectos mencionados anteriormente, como origem geográfica, ancestralidade, cor da pele ou histórico sociocultural. A etnia se refere a um grupo de pessoas que se identificam mutuamente como parte da mesma cultura, história, idioma, sociedade ou nação. Portanto, a etnia é um conceito sociocultural e de autoclassificação, é a autoidentidade de uma pessoa e não deve ser inferida por outras pessoas com base apenas no contexto circundante. Novamente, se a pergunta for feita no contexto de um estudo clínico, devemos saber exatamente o que queremos saber e formular nossa pergunta de acordo.

Seção II – O que significa estudo clínico?

Capítulo 3 - Estudo clínico: Conceitos gerais

Sempre me perguntam o que é um estudo clínico. Embora possamos nos desviar um pouco da definição e fazer nossas próprias suposições, as **Normas de Boas Práticas Clínicas** definem o que podemos chamar de "estudo clínico"(15).

> *"Ensaio ou estudo clínico" significa qualquer pesquisa sistemática conduzida em seres humanos ou com base em dados de saúde individuais, projetada para descobrir ou verificar a distribuição ou o efeito de fatores de saúde, estados ou resultados de saúde, processos de saúde ou doença, efeito e segurança de intervenções ou serviços de saúde, por meio de aspectos biológicos, comportamentais, sociais ou organizacionais."*

Proponho agora que você analise mais de perto essa definição, tentando identificar os principais aspectos que nos permitem designar um projeto de pesquisa como um estudo clínico.

Vamos tentar detalhar a definição e, para começar, vamos estabelecer algumas regras básicas:

- Um estudo clínico deve ser um **estudo sistemático**, o que isso significa?

Significa que o estudo é conduzido de acordo com o método científico ou, de forma mais pragmática, que os diferentes componentes desse estudo são planejados e definidos com antecedência, desde a pergunta da pesquisa até os objetivos, os procedimentos, a população incluída e a forma de analisar os dados, geralmente documentados em um protocolo de estudo (consulte o capítulo 7).

- Um estudo clínico é, por definição, conduzido em **seres humanos e avalia dados de saúde individuais**.

Isso significa que um estudo clínico avalia dados de saúde de vários indivíduos, cada um dos quais constitui uma unidade de análise, ou seja, há um banco de dados por indivíduo. Se tivermos um estudo no qual analisamos, por exemplo, dados de saúde agregados de vários países, esse estudo, de acordo com a legislação atual, não deve ser chamado de estudo clínico, porque os dados, embora sejam dados de saúde e se refiram a indivíduos, não estão sendo analisados individualmente.

- Em terceiro lugar, o **objetivo do estudo** deve ser considerado. Só podemos qualificar um estudo como um ensaio clínico se o seu objetivo for verificar a distribuição ou o efeito de fatores de saúde, estados ou resultados de saúde, processos de saúde ou doença, eficácia e segurança de intervenções ou serviços de saúde, por meio de aspectos biológicos, comportamentais, sociais ou organizacionais.

Esse componente da definição de ensaio clínico é amplo e inclui estudos tão diversos quanto os que abordam o mecanismo biológico ou epidemiológico de uma doença, o efeito de um medicamento ou o funcionamento de uma organização de saúde.

Em resumo, um estudo clínico é um estudo científico sistemático que avalia o estado de saúde ou doença de indivíduos, mas também de serviços de saúde, e pode incluir aspectos biológicos, comportamentais, sociais ou organizacionais.

Um ensaio clínico é um subtipo de estudo clínico no qual um medicamento experimental é avaliado, mas há muitos estudos clínicos que não são ensaios clínicos, como veremos a seguir.

Capítulo 4 - Classificação de estudos clínicos

Levando em conta a definição de um estudo clínico que vimos no capítulo anterior, acho que você não tem dúvidas de que, no contexto global da pesquisa clínica, há vários tipos de estudos. A classificação e a designação de cada um deles podem ser feitas de diferentes maneiras, ou seja, um estudo pode ser classificado de acordo com seus objetivos, população, tempo, uso de dados anteriores ou dados a serem coletados posteriormente, ou de acordo com seu projeto metodológico específico. Em minha opinião, nenhuma dessas classificações é perfeita, pois não abrangem todas as características que tornam um estudo único, pois sempre há particularidades que não foram levadas em conta, mas que são úteis para organizá-las.

Antes de tentar sistematizar os estudos clínicos a partir desses múltiplos elementos, eu te desafio a pensar de forma binária sobre algumas características:

1. **Estudo intervencionista *versus* estudo observacional**: Classificamos um estudo como experimental se forem planejadas intervenções, farmacológicas ou não, que não façam parte da prática clínica de rotina. Classificamos um estudo como observacional se o estudo envolver apenas a observação e o registro do que é feito rotineiramente, sem modificar a prática clínica (Figura 1).

Figura 1 – Estudo intervencionista *versus* estudo observacional.

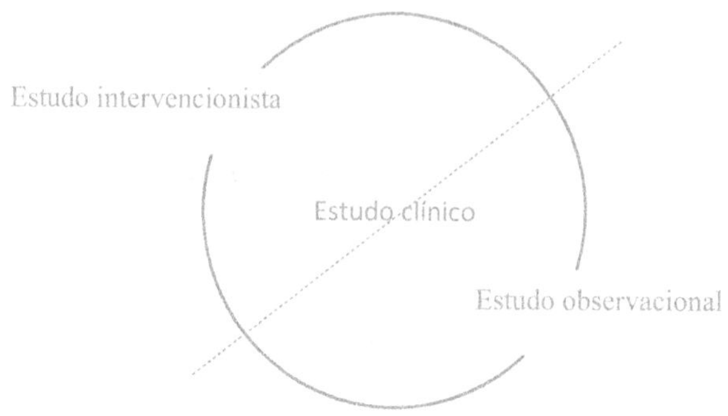

2. **Estudo clínico/terapêutico** *versus* **estudo epidemiológico**: classificamos o estudo de acordo com a pergunta da pesquisa e o tipo de objetivo que está sendo analisado. Os estudos de natureza clínica ou terapêutica se concentram, por exemplo, na avaliação do efeito de um determinado medicamento ou intervenção clínica, enquanto os estudos de natureza epidemiológica se concentram, por exemplo, na incidência ou prevalência de uma doença, na avaliação de fatores de risco ou fatores prognósticos.

Os estudos clínicos/terapêuticos e os estudos epidemiológicos podem ser intervencionais ou observacionais (Figura 2).

3. Estudo baseado na **doença** *versus* estudo baseado na **comunidade**: classificamos o estudo de acordo com as características da população a ser avaliada. Quando o estudo é realizado na comunidade, presumimos que incluirá tanto pessoas saudáveis quanto pessoas com algum tipo de doença, mas isso não é um fator que influencie sua inclusão no estudo.

Figura 2 – Estudo intervencionista *versus* estudo observacional – natureza epidemiológica *versus* clínica/ terapêutica.

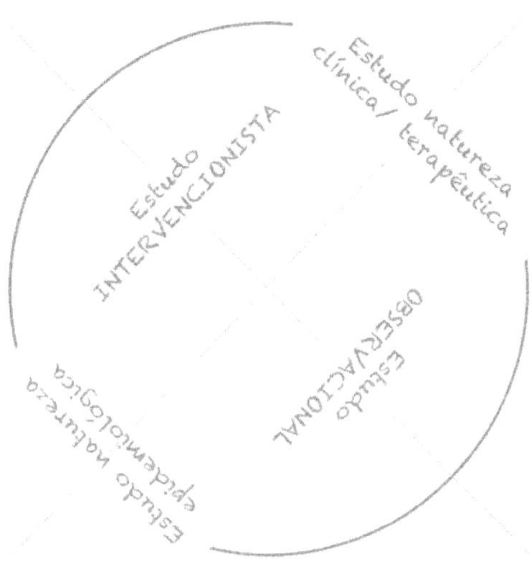

4. **Estudo longitudinal** *versus* **estudo transversal**: classificamos o estudo em termos de "tempo", no sentido de que definimos se o estudo avalia um único ponto no tempo, "tipo instantâneo", ou se há um acompanhamento das pessoas incluídas, "tipo filme". Os estudos longitudinais podem ser subclassificados como **retrospectivos** (os dados referem-se ao passado, em comparação com o início do estudo) ou **prospectivos** (os dados são coletados no presente e no futuro, em comparação com o início do estudo).

5. Estudo de **fonte de dados primária** *versus* **secundária**: a rigor, não devemos considerar os estudos de fonte de dados secundária como estudos clínicos "verdadeiros" (consulte o capítulo anterior), pois esses estudos não analisam cada

pessoa individualmente, mas sim uma análise de dados agregados já coletados em estudos anteriores.

Figura 3 – Classificação de estudos no contexto da pesquisa clínica.

Pesquisa clínica e epidemiológica						
Pesquisa a partir de fontes de dados primárias					Pesquisa a partir de fontes de dados secundárias	
Estudos intervencionistas		Estudos observacionais				
Estudos clínicos	Estudos epidemiológicos	Estudos clínicos	Estudos epidemiológicos	Estudos ecológicos	Revisões	Meta-análises
• Ensaios clínicos • Outros estudos clínicos com intervenção	• Estudos de prevenção com intervenção	• Estudos terapêuticos • Estudos de diagnóstico • Estudos de prognóstico	• Estudos de distribuição de doenças • Estudos sobre causas de doenças • Estudos sobre fatores de risco e prevenção	• Estudos baseados em dados anteriores ou dados agregados	• Revisões narrativas • Revisões sistemáticas	• Terapêuticos • Diagnóstico • Distribuição de doença

Embora as classificações não sejam perfeitas, para fins práticos é importante poder classificar o tipo de estudo que se deseja fazer ou que se está analisando, pois o tipo de metodologia mais adequado e os princípios e requisitos éticos e legais aplicáveis dependerão diretamente disso. Uma proposta de classificação que inclui os estudos mais comuns no contexto da pesquisa clínica é apresentada na Figura 3.

Uma observação final apenas para mencionar que os estudos em modelos biológicos, estudos genéticos e moleculares ou estudos em modelos animais não são considerados estudos clínicos, uma vez que, por definição, os estudos clínicos analisam seres humanos.

Proponho agora um exame mais detalhado e alguns exemplos práticos da classificação apresentada, avaliando seus múltiplos fatores.

Vamos relembrar a definição do capítulo anterior: Estudos clínicos são estudos sistemáticos em seres humanos nos quais os dados de saúde são avaliados individualmente. Eles podem ser divididos quanto a:

- objetivos
- população incluída
- tipo de projeto/ metodologia

Para classificar um estudo de acordo com o tipo de objetivos, é preciso levar em conta se o estudo visa descrever uma situação, comparar grupos ou associar variáveis, mas também a situação específica a ser analisada. Por exemplo, você pode ter um estudo que deseja avaliar o efeito de um medicamento novo comparando-o com um medicamento existente, ou um estudo que visa descrever as características de pessoas com uma determinada patologia, ou um estudo que visa determinar quais fatores têm um bom prognóstico após um determinado diagnóstico.

Se o foco for a população, pode haver estudos realizados em pessoas saudáveis ou em pacientes com determinadas características demográficas, e estudos realizados na comunidade, na atenção primária ou em um ambiente hospitalar.

Quando se pensa em desenho de estudo, os estudos podem ser classificados de acordo com sua perspectiva de tempo: transversal ou longitudinal e, nesse último caso, retrospectivo ou prospectivo, enquanto também são classificados de acordo com sua natureza epidemiológica ou clínica, observacional ou intervencionista.

Em estudos epidemiológicos, ou seja, estudos que visam avaliar aspectos relacionados à distribuição, causas, risco e prevenção de uma doença em uma determinada população ou comunidade, os desenhos mais comuns são estudos de coorte, estudos de caso-controle e estudos transversais. Exemplos de cada um desses projetos incluem

- Avaliação de fatores de risco para eventos cardiovasculares *major* na população LGBTQIA+ residente no estado de São Paulo - Estudo de coorte.
- Determinação da associação entre o uso do medicamento X e a ocorrência de insuficiência hepática aguda - Estudo de caso-controle.
- Avaliação da prevalência de psoríase em pessoas com idade entre 18 e 25 anos - Estudo transversal.

Os estudos clínicos têm objetivos diferentes, como avaliar a eficácia e a segurança de novos medicamentos ou intervenções, sejam eles terapêuticos ou diagnósticos (estudos intervencionais), avaliar a eficácia e a segurança de medicamentos e procedimentos comumente usados na prática clínica de rotina (estudos observacionais), avaliar fatores prognósticos de uma doença ou avaliar a confiabilidade de meios complementares de diagnóstico.
Os exemplos incluem:

- Avaliação da eficácia e da segurança de um novo medicamento, ainda em desenvolvimento, para o tratamento da depressão pós-parto em comparação com uma alternativa já disponível no mercado - Estudo intervencionista.
- Comparação entre dois medicamentos já comercializados com indicação de uso na prevenção de crises de enxaqueca, no contexto da prática clínica de rotina - Estudo observacional.

- Comparação entre uma nova ferramenta de diagnóstico complementar e uma técnica comumente usada na prática clínica para a detecção de cálculos biliares em pessoas obesas - Estudo intervencionista.
- Estudo para avaliar fatores de bom prognóstico em pessoas com mais de 75 anos de idade com choque séptico admitidas em terapia intensiva - Estudo observacional.

Capítulo 5 - Desenvolvimento de novos medicamentos

Embora este manual não trate especificamente do processo de pesquisa e desenvolvimento de novos medicamentos, acredito que seja importante dar uma visão geral do assunto, especialmente se você não estiver familiarizado com o processo, pois os estudos clínicos, em especial os ensaios clínicos, são uma parte essencial desse processo e são vitais para que novos medicamentos sejam aprovados e comercializados.

O processo de pesquisa e desenvolvimento de novos medicamentos começa muito antes dos estudos clínicos. Dependendo do medicamento e de seu uso potencial, são desenvolvidos modelos de ação e os mecanismos de ação são testados *in vitro* ou em modelos digitais e virtuais, o que pode levar à identificação de um ou mais componentes que poderiam ser desenvolvidos em um medicamento. Isso leva à síntese química ou biológica que possibilita que o composto exista e seja usado em novos modelos experimentais. Esses modelos podem ser, por exemplo, modelos celulares ou animais. Somente depois de demonstrar segurança e atividade em modelos animais é que um novo medicamento em potencial pode ser testado em seres humanos.

A pesquisa de um novo medicamento em seres humanos ocorre com o desenvolvimento e a condução dos chamados estudos clínicos de Fase 1. As diferentes fases dos estudos clínicos são descritas mais adiante neste livro, portanto não entrarei em detalhes aqui. Se os resultados dos estudos de Fase 1 forem positivos, ou seja, se o composto se mostrar seguro e tiver um bom perfil farmacocinético e farmacodinâmico, o processo de pesquisa continua e os estudos de Fase 2 são iniciados. Novamente, se os resultados da Fase 2 forem positivos, o processo passa para a Fase 3. Somente no final da Fase 3, e após mais de um estudo positivo de Fase 3, a entidade que está desenvolvendo o novo medicamento e pretende comercializá-lo, pode solicitar às autoridades competentes que analisem o processo e, se tiverem um parecer favorável, emitirão a Autorização de Comercialização, que permitirá que o novo medicamento seja disponibilizado e comercializado.

No processo de desenvolvimento de um novo medicamento, milhares de compostos potenciais são iniciados, dos quais dois ou três chegam à fase de pesquisa em humanos, e o processo é frequentemente interrompido antes que isso aconteça, seja por motivos de segurança ou porque o mecanismo de ação não é consistente. Dos poucos compostos que chegam à Fase 1 de testes, um número ainda menor obtém resultados positivos que lhes permitem chegar às Fases 2 e 3, e é fácil deduzir que os que de fato chegam ao mercado são uma proporção mínima.

Se pensarmos no esforço financeiro e humano envolvido nas diferentes fases, perceberemos que se trata de um processo complexo, demorado e muito caro. Em média, estima-se que sejam necessários mais de 10 anos (e muitos milhões de dólares gastos) desde a fase pré-clínica até que seja possível obter uma autorização de comercialização.

É claro que há situações em que o processo pode ser "acelerado", como foi o caso dos testes de vacinas e tratamentos no contexto da COVID-19, mas essas situações são muito específicas e precisam ser devidamente justificadas, pois exigem um enorme esforço de todas as partes envolvidas e podem envolver riscos devido à redução da exposição e do tempo de observação do novo medicamento em potencial.

Depois que um medicamento é aprovado e comercializado, o processo de pesquisa clínica continua. Iniciam-se os estudos clínicos de fase 4 e os estudos observacionais (também conhecidos como estudos de vida real), que permitirão avaliar os efeitos do medicamento e sua segurança em grupos populacionais muito maiores, durante um período de tempo mais longo e em condições do mundo real.

Eventualmente, outros tipos de estudos serão possíveis, como revisões sistemáticas e meta-análises, que permitirão a agregação de dados de ensaios clínicos e estudos observacionais, ou estudos de avaliação econômica, que permitirão a avaliação da relação custo-benefício do novo medicamento, sendo este último essencial para os processos de solicitação de reembolso que podem ocorrer após a autorização de comercialização de um medicamento.

A figura a seguir resume as principais características das pesquisas clínicas de Fase 1 a 4. Na descrição dos estudos clínicos de Fase 2, aparece o termo desfechos substitutos, ou seja, são desfechos que avaliam indiretamente as situações ou doenças a serem avaliadas; um exemplo disso é a determinação do PSA (Antígeno Prostático Específico) para avaliar a evolução ou a resposta terapêutica no câncer de próstata.

Figura 4 – Fases das pesquisas clínicas.

| | **Ensaios Clínicos** | | | |
	Fase 1	**Fase 2**	**Fase 3**	**Fase 4**
Metodologia	Estudos abertos, não controlados	Ensaios comparativos, randomizados, cegos ou estudos abertos não comparativos Usam-se *surrogate endpoints*	Ensaios comparativos, randomizados, duplo-cegos se possível	Pós-comercialização Estudos observacionais ou ensaios randomizados
Participantes	Pessoas voluntárias saudáveis	Pessoas doentes	Pessoas doentes	Pessoas doentes (em condições reais)
Número de pessoas	Poucas	Médio	Elevado	Muito elevado
Objetivos	Farmacocinética Farmacodinâmica Segurança	Segurança Dose Eficácia	Eficácia Segurança	Efetividade Segurança a longo prazo Interações
Duração do estudo	Curta	Curta/ média	Média/ longa	Muito longa

Capítulo 6 - Real World Evidence

O termo *Real World Evidence* foi gradualmente introduzido em nosso cotidiano, traduzindo-se em dados derivados de informações obtidas em estudos clínicos observacionais, ou seja, estudos realizados em um contexto da vida real (16). Esse tipo de informação é diferente daquele obtido em um ambiente experimental, como em estudos clínicos (17).

Podemos obter dados de saúde em um contexto real a partir de estudos clínicos ou epidemiológicos observacionais, que avaliam objetivos previamente definidos e que, como no caso de estudos clínicos, têm um protocolo que explica detalhadamente a população que pode participar, a metodologia usada, inclusive como os dados serão coletados e analisados, e os processos que serão realizados durante o estudo. Ao contrário dos ensaios clínicos, os estudos observacionais não envolvem nenhuma intervenção nos participantes.

Além dos estudos observacionais, os dados de saúde em um ambiente real podem vir de registros nacionais, registros específicos promovidos por grupos de estudo ou organizações de pacientes, que coletam e armazenam regularmente informações sobre um determinado tópico de saúde e/ou doença.

É importante ter em mente que, como em qualquer estudo clínico, experimental ou observacional, um registro requer o consentimento prévio dos participantes e a aprovação do comitê de ética correspondente, o que depende do tipo e da finalidade do registro.

Os dados de saúde da vida real, especialmente aqueles obtidos no contexto de estudos observacionais (cuja metodologia descreverei em detalhes abaixo), são particularmente úteis, pois refletem a realidade com todas as suas complicações e adversidades.

Os estudos observacionais são realizados em dois tipos diferentes de situações: situações em que o objetivo do estudo não permite o uso de um desenho experimental, por exemplo, todos os estudos que se referem à incidência, prevalência, letalidade, caracterização do tipo de pacientes, transmissão ou mecanismos de uma doença; e situações em que queremos avaliar os efeitos de um medicamento ou outra intervenção, mas queremos fazê-lo o mais próximo possível das condições reais. Sempre dentro dessa questão de avaliação de medicamentos, temos certos objetivos de estudo, como avaliar a adesão a uma determinada terapia, que só podem ser determinados em estudos observacionais.

Vamos dar uma olhada mais de perto nos estudos que avaliam o efeito de um determinado medicamento ou intervenção. Considere, por exemplo, que você queira avaliar o efeito de um medicamento para hipertensão. O que os ensaios clínicos nos dizem e o que os estudos observacionais nos dizem?

A partir dos resultados obtidos em ensaios clínicos, é possível extrair informações sobre o efeito que o medicamento pode ter nas melhores condições possíveis (ou seja, seu potencial máximo), o efeito que podemos obter quando as condições (interações externas) são controladas. Nesse contexto, é de se esperar que, nos estudos clínicos, o medicamento tenha sido avaliado em pessoas que não tinham outras patologias, e que possivelmente eram relativamente jovens em comparação com a idade média das pessoas com hipertensão. A validade científica dos dados é excelente, pois eles são provenientes de um estudo controlado, mas sua validade externa, ou seja, sua aplicabilidade em um contexto mais amplo, pode ser difícil.

A partir dos resultados obtidos em estudos da vida real, ou estudos observacionais, será possível extrair informações sobre o efeito do mesmo medicamento quando tomado pelas pessoas em sua vida diária, ou seja, nas condições reais em que isso ocorre, o que significa que a pessoa pode ter várias doenças ao mesmo tempo e pode ou não tomar o medicamento conforme recomendado. A validade externa desses estudos é boa ou até excelente, mas sua validade interna pode ser reduzida devido às muitas variáveis que podem interferir no efeito observado.

Embora eu não possa afirmar que os estudos experimentais forneçam mais evidências científicas do que os estudos observacionais, o que eu aconselharia ao avaliar um determinado medicamento ou intervenção de saúde é analisar os dois tipos de estudo e perceber suas limitações e pontos fortes em termos de validade interna (solidez metodológica) e validade externa (extrapolação de dados para a população). A análise dos resultados dos dois tipos de estudos permitirá que você saiba qual é o efeito esperado em condições ideais, mas também o quanto esse efeito pode ser alterado em condições mais próximas das reais.

45

Seção III – Como elaborar um estudo clínico

Capítulo 7 - Estrutura do protocolo

Ao pensar em projetar uma nova pesquisa clínica, seja experimental ou observacional, a primeira coisa que você deve pensar é em escrever um protocolo. O protocolo é um documento que deve descrever detalhadamente os objetivos, a metodologia, a população e os procedimentos do estudo, permitindo que qualquer pessoa o compreenda e o reproduza, além de garantir o registro de quaisquer alterações metodológicas ou outras que ocorram após o início do estudo. Além de garantir a reprodutibilidade do estudo, o protocolo procura assegurar que, ao definir as "regras" antes do início do estudo, não sejam realizados procedimentos ou análises (não planejados) que tenham a intenção de modificar ou condicionar os resultados.

Os protocolos variam muito, dependendo das características do próprio estudo, mas também da equipe de pesquisa. No futuro, você deve tentar definir a estrutura de protocolo com a qual mais se identifica, mas, por enquanto, apresentarei uma estrutura básica que pode servir de modelo para você:

Título e capa

Data e versão

Organização promotora

Equipe de pesquisa

Centros de pesquisa

1.   Sinopse
2.   Acrônimos e abreviações
3.   Introdução e justificativa
4.   Objetivos

4.1 Objetivo principal

4.2 Objetivos secundários

5.   Endpoints (como não há um termo em português que, na minha opinião, capte a essência do que é chamado de endpoint, optei por manter o termo em inglês)

5.1 *Endpoint* primário

5.2 *Endpoints* secundários

6.   Desenho do estudo
7.   Participantes

7.1 População

7.2 Critérios de elegibilidade

7.3 Condições para a retirada antecipada do estudo

7.4 Encerramento do estudo

8.   Procedimentos

8.1 Recrutamento

8.2 Acompanhamento

8.3 Tratamentos (podem incluir detalhes da medicação experimental, se for um estudo clínico)

8.4 Randomização e cegamento (se aplicável)

9.   Segurança/Eventos adversos

9.1 Definições

9.2 Como avaliar e registrar

10.   Amostragem
11.   Análise estatística

11.1 Populações analisadas

11.2 Variáveis

11.3 Análise descritiva

11.4 Análise do objetivo principal

11.5 Análise dos objetivos secundários

11.6 Análise dos parâmetros de segurança

11.7 Dados faltantes

11.8 Desvios de protocolo

12. Gerenciamento de dados

13. Monitoramento

14. Considerações éticas

14.1 Confidencialidade e proteção de dados

14.2 Declaração de Helsinque

14.3 Legislação nacional e boas práticas clínicas

14.4 Consentimento informado

15. Política de publicação

16. Calendário

17. Tabela de avaliações ao longo do estudo

18. Referências

19. Anexos

O protocolo geralmente tem uma página inicial com o título, o acrônimo, se disponível, a data e a versão. Essa página deve incluir o número de registro do estudo, se houver, e a organização patrocinadora, ou seja, quem é responsável pelo estudo. A organização responsável pelo estudo pode ser, por exemplo, uma empresa do setor farmacêutico, uma universidade, um instituto de pesquisa, uma equipe de pesquisa ou uma pessoa.

A sinopse é, como o nome sugere, um resumo dos principais aspectos do protocolo.

Embora não tenha um número predefinido de páginas, como referência, pode ser considerada entre duas e cinco páginas, às vezes apresentada em forma de tabela (Figura 5).

Figura 5: Exemplo da estrutura de sinopse em formato de tabela.

Título	Título do estudo e acrônimo ou subtítulo, se aplicável
Equipe de pesquisa	Nomes e afiliações
Data e Versão	Data de aprovação do protocolo. Número da versão se houver várias versões antes da aprovação final.
Sites (locais de pesquisa)	Locais onde as pessoas participantes serão recrutadas e outros locais onde o estudo poderá ser conduzido, como um laboratório central.
Justificativa	Um ou dois parágrafos sobre a justificativa para a realização do estudo.
Objetivos	Descrição dos objetivos primários e secundários (descritos no corpo do protocolo)
Desenho do Estudo	Tipo de estudo; se for um ensaio clínico, indique a fase do estudo, o tipo de desenho (por exemplo, paralelo ou cruzado), se é randomizado e o grau de ocultação. Se for um estudo observacional, indique se é retrospectivo, transversal ou prospectivo e o desenho do estudo. Indique a duração do período de recrutamento e acompanhamento.
Participantes (critérios de elegibilidade)	Descrição dos critérios de inclusão e exclusão.
Procedimentos (resumo)	Resumo dos procedimentos que serão realizados durante o estudo, na fase de recrutamento e acompanhamento, por exemplo, escalas a serem aplicadas, informações clínicas ou resultados de exames laboratoriais ou de imagem.
Amostra	Breve justificativa e tamanho da amostra.
Análise estatística	Breve descrição do tipo de análise, especialmente com relação ao objetivo principal.
Publicações	Indicação do plano de publicação.
Cronograma	Indicação das datas mais importantes do estudo, como recrutamento, acompanhamento e análise de dados.

Na página **Acrônimos e Abreviações**, você deve incluir uma lista abrangente de todos os acrônimos e abreviações usados no texto do protocolo. Ao incluir essa página, você não precisará defini-los ao longo do texto. Por exemplo, pode ser útil incluir uma página com as unidades de medida usadas nas análises clínicas.

O capítulo **Introdução e justificativa** refere-se à estrutura do estudo. Aqui você deve apresentar um resumo do conhecimento atual sobre o tópico e os principais estudos (e referências bibliográficas) que já foram realizados sobre o assunto. Você deve começar com os aspectos mais gerais e depois passar para as condições mais específicas.

A justificativa refere-se à razão para a realização do estudo e deve ser clara quanto aos motivos por trás dele, ou seja, deve refletir até que ponto os resultados obtidos contribuirão para o progresso científico e para uma melhor abordagem clínica.

No capítulo **Objetivos**, você deve descrever de forma clara e inequívoca o objetivo principal do estudo e seus objetivos secundários. Lembre-se de que, sempre que possível, os estudos devem ter um único objetivo primário.

Os objetivos podem ser apresentados em formato de pontos, o que facilita a leitura. Em termos de forma, é importante ter em mente que cada objetivo deve ser independente e não depender da compreensão dos objetivos anteriores. Outro aspecto a ser levado em conta é a maneira de escrever, ou seja, se você usa substantivos ou verbos, por exemplo, se usar "caracterização", "comparação" para um objetivo, não deve ter outro objetivo que comece com "comparar" ou "descrever".

O capítulo sobre a definição dos *endpoints* pode vir logo após o capítulo sobre objetivos ou ser apresentado mais adiante no texto, antes do capítulo sobre estatísticas. Nesse capítulo, você deve detalhar para cada objetivo como ele será medido.

Por exemplo, se o seu objetivo for avaliar a qualidade de vida, o *endpoint* deve especificar qual escala será usada e como ela será avaliada/escorada (um valor em uma escala contínua é usado ou a escala é transformada em categorias). Se o objetivo for descrito como "comparar a eficácia de...", o desfecho deve indicar o que se entende por "eficácia".

No capítulo **Desenho do estudo**, as características metodológicas devem ser apresentadas. Deve-se indicar se é um estudo de intervenção e especificar que se trata de um ensaio clínico.

No caso de um estudo observacional, você deve indicar se ele é prospectivo, retrospectivo ou transversal e, se for prospectivo ou retrospectivo (estudos longitudinais), quanto tempo durou o acompanhamento. Em termos do desenho do estudo em si, pode ser "uma coorte" (um único grupo de participantes) ou pode ser um "estudo de coorte", comparando vários grupos de participantes, que podem ser separados em grupos com base na presença de um fator de risco, uma característica demográfica ou clínica ou, por exemplo, exposição a um determinado medicamento.

Observe que os estudos observacionais NUNCA podem ser randomizados ou cegos; essas são técnicas que só podem ser usadas em estudos intervencionistas.

No caso de um estudo intervencionista, você deve descrever se é ou não um ensaio clínico (uma situação em que a intervenção é o uso de um medicamento experimental, avaliando sua eficácia, segurança e/ou farmacocinética e/ou farmacodinâmica). Se for um ensaio clínico, a fase do estudo deve ser indicada.

Estudos intervencionistas são, por definição, prospectivos, portanto, não é necessário mencionar esse fato no texto do protocolo. A intervenção e o controle devem ser indicados. Também deve mencionar se alguma técnica de randomização será usada para distribuir os participantes entre os grupos de estudo e se está previsto ser cego.

Com relação às especificidades do desenho do estudo, você deve mencionar a duração do acompanhamento dos participantes e o tipo de desenho, ou seja, a estrutura do estudo, por exemplo, se é um estudo paralelo, um estudo cruzado, um desenho adaptativo, etc. (veja detalhes em um capítulo posterior).

No capítulo intitulado **Participantes**, você deve incluir uma primeira parte na qual explique as características gerais das pessoas que poderão participar do estudo. Em seguida, liste os critérios de inclusão e exclusão. Esses critérios devem ser abrangentes e claros, de modo que sejam fáceis de entender e aplicar.

Os critérios de inclusão e exclusão não devem ser apresentados de forma negativa (ou seja, se você disser, como critério de inclusão, que as pessoas participantes devem ter 18 anos de idade ou mais, não deve dizer, como critério de exclusão, que as pessoas participantes não devem ter menos de 18 anos de idade).

Embora os critérios de inclusão e exclusão sejam específicos de cada estudo, na maioria deles faz parte desses critérios mencionar a existência de um consentimento informado por escrito.

Ainda no capítulo sobre os participantes, deve fazer referência, se for o caso, aos motivos que podem levar à desistência prematura do estudo e como essas situações serão tratadas (quais informações serão usadas e como, e se serão realizados procedimentos específicos). Também deve se referir aos critérios para o término do estudo.

O capítulo intitulado **Procedimentos** explica a duração do período de recrutamento (durante o qual novas pessoas podem participar do estudo) e as avaliações que fazem parte do processo de seleção e inclusão de participantes. Também explica como o acompanhamento é conduzido, sua duração e os procedimentos que são realizados, por exemplo, análises laboratoriais, exames de imagem, aplicação de escalas ou avaliação de eventos colaterais.

No caso de um estudo de intervenção, em particular um ensaio clínico, deve incluir um subcapítulo que descreva o medicamento experimental, incluindo os dados disponíveis sobre o produto experimental de estudos anteriores (farmacocinética, farmacodinâmica, eficácia e segurança), a dose e a frequência de uso, a forma de administração e quaisquer precauções.

No caso de um estudo **randomizado**, o método de randomização e os grupos avaliados devem ser descritos.

No caso de um estudo **cego**, deve-se descrever se o estudo é simples, duplo ou triplo cego e exatamente quem tem acesso ao quê, especialmente no caso de um efeito adverso grave que exija a abertura de códigos cegos e o conhecimento do medicamento administrado.

No capítulo sobre **segurança/eventos adversos**, você deve apresentar a definição de "evento adverso", "evento adverso grave" e as definições de causalidade conforme definidas no *Glossary of Good Clinical Practice Standards* (15). Este capítulo deve descrever como os eventos adversos que ocorrerem durante o estudo serão coletados e apresentados.

No capítulo **Amostragem**, você deve descrever se o estudo testa ou não uma hipótese formal. Se for o caso, a amostra deve ser calculada de forma que a hipótese possa ser comprovada, se for confirmada, ou rejeitada, se não for. Deve apresentar as premissas clínicas e estatísticas consideradas, inclusive o poder do estudo e o nível de significância. As suposições clínicas, por exemplo, para a taxa de sucesso esperada em um determinado grupo terapêutico, devem ser justificadas com base em outros estudos publicados, que devem ser referenciados no texto do protocolo.

Se for previsto que pode haver desistências durante o estudo (participantes que não completam o estudo), isso deve ser previsto no cálculo da amostra, e a taxa de desistência esperada e o recálculo da amostra devem ser mencionados levando isso em consideração.

No caso de um estudo descritivo, você deve basear o cálculo da amostra na margem de erro presumida para os intervalos a serem apresentados, ou defini-la como uma amostra de conveniência, levando em conta a população-alvo.

No capítulo **Análise estatística**, você deve incluir uma descrição das populações a serem analisadas, caso várias populações sejam consideradas. Por exemplo, em um determinado estudo, você pode considerar que os dados serão analisados para todas as pessoas que iniciaram o estudo, para todas as pessoas que chegaram ao final do estudo de acordo com o protocolo e para todas as pessoas que tomaram o medicamento testado pelo menos uma vez. Nesse caso, três populações seriam analisadas.

Você deve começar apresentando as variáveis a serem analisadas no estudo, indicando que tipo de variável é (contínua, ordinal, categórica) e se é uma variável coletada no início ou ao longo do estudo e, em caso afirmativo, quando.

O protocolo deve descrever as técnicas que serão usadas para analisar descritivamente as variáveis. Em seguida, deve descrever as técnicas usadas para fazer comparações entre grupos e comparações entre variáveis, sejam elas bivariadas ou multivariadas. As técnicas devem ser descritas para atender a cada um dos objetivos apresentados no início. O nível de significância considerado para as análises a serem realizadas deve ser mencionado.

Você deve descrever individualmente como analisará os parâmetros de segurança.

No capítulo de análise estatística, você também deve descrever como os **dados faltantes** e as situações de desvio de protocolo serão tratados (por exemplo, o valor de uma análise laboratorial que foi realizada fora do prazo de execução do protocolo, por exemplo, deveria ter sido realizada 20-30 dias após a avaliação anterior e foi realizada 35 dias após a avaliação). Se uma ou mais análises provisórias (análises de dados realizadas durante o estudo) forem planejadas, elas devem ser justificadas e devem descrever o que será analisado.

No capítulo de **Gerenciamento de dados**, você deve descrever como o banco de dados será criado e armazenado, quem tem acesso a quais informações e qual é o nível de segurança desses acessos. Também deve descrever se há procedimentos para garantir a validade e a consistência dos dados registrados, quem é responsável por executá-los e em que momento.

No capítulo intitulado **Monitoramento**, descreva como o estudo é monitorado (se aplicável), ou seja, se há profissionais na equipe que validam a coerência e a consistência dos dados registrados nos cadernos de coleta de dados (eletrônicos ou em papel). Se os dados forem monitorados, você deve descrever quais dados são monitorados e com que frequência.

No capítulo **Considerações Éticas** (ou Éticas e regulamentares), você deve descrever como a confidencialidade, a privacidade e o anonimato dos dados são garantidos.

Deve mencionar que o estudo foi realizado de acordo com a Declaração de Helsinque (18) e que está em conformidade com a legislação nacional e com os Padrões de Boas Práticas Clínicas. Esse capítulo também deve incluir uma referência à existência do consentimento informado por escrito e da folha de informações da pessoa participante, que deve ser anexada. No caso de um estudo em que será solicitada uma dispensa do consentimento informado, isso deve ser mencionado e sua aplicabilidade justificada.

O capítulo **Política de Publicação** deve descrever como os resultados do estudo serão comunicados, incluindo apresentações em conferências, publicações científicas e outras formas de divulgação.

O protocolo deve incluir um capítulo para o **Cronograma**, listando as principais datas, como: o início do estudo, a data de inclusão do primeiro participante, a data da última avaliação do último participante, o período de recrutamento, o período de acompanhamento, o fechamento do banco de dados, a análise dos dados (provisória e final) e a publicação.

É útil incluir uma tabela de **avaliações ao longo do estudo**. Essa tabela deve listar na primeira coluna todas as avaliações que serão realizadas, incluindo: assinatura do consentimento informado, coleta de dados demográficos, avaliação clínica, exames laboratoriais, exames de imagem, escalas, entre outros. Os títulos das outras colunas devem mostrar os diferentes pontos de avaliação do estudo, por exemplo: avaliação inicial, avaliação aos 3 meses, 6 meses e 12 meses/fim do estudo. O corpo da tabela deve ser preenchido marcando com um "X" as avaliações que ocorrem em cada um dos pontos de avaliação (também comumente chamados de visita de estudo).

Os últimos capítulos são as **Referências Bibliográficas** e os **Apêndices**. Esses últimos podem incluir quaisquer documentos que a equipe de pesquisa considere relevantes, incluindo, por exemplo, a folha de informações da pessoa participante, a declaração de consentimento informado e/ou as escalas ou questionários a serem usados.

Como mencionei no início deste capítulo, não há um modelo único de protocolo, pois ele depende do tipo de estudo e deve ser feito especificamente pela equipe de estudo. Além do modelo apresentado acima, sugiro que você dê uma olhada em alguns dos protocolos de estudos clínicos apresentados na plataforma https://clinicaltrials.gov/ (19) para ver outras alternativas e exemplos.

Nessa plataforma, você pode inserir uma doença ou condição de interesse para pesquisar estudos, selecionar a opção "*Study Documents*" (Documentos de estudo) na barra lateral direita e, em seguida, selecionar "*Study Protocols*" (Protocolos de estudo), que exibirá apenas os estudos para os quais uma versão do protocolo está disponível para leitura.

Capítulo 8 - Questão de pesquisa

Todo projeto de pesquisa começa com uma pergunta. O questionamento é a pedra angular da descoberta e da busca por novas respostas. Nesse contexto, você não ficará surpreso se eu lhe disser que os estudos clínicos também devem começar com uma ou mais perguntas de pesquisa. Os estudos geralmente começam com uma pergunta geral de pesquisa, que é subdividida em perguntas mais específicas.

A pergunta de pesquisa, ou pergunta inicial, reflete a principal pergunta que o estudo tentará responder. Na maioria das situações, a pergunta de pesquisa dá origem ao objetivo principal do estudo, embora também possa dar origem diretamente a vários dos objetivos secundários, dependendo do grau de complexidade e do escopo da própria pergunta.

A pergunta de pesquisa deve ser escrita no protocolo do estudo e, como se trata de uma pergunta, deve ser escrita na forma interrogativa. Em termos técnicos, a pergunta de pesquisa deve ter algumas características específicas: deve ser clara, não ambígua, relevante, viável e ética. (20).

Consideramos que uma pergunta é **clara** se você puder entender facilmente o que deseja estudar. Por outro lado, ela não é **ambígua** se, além de ser perceptível, for compreendida da mesma forma por qualquer pessoa que a leia. Há questões que, embora claras, podem ser interpretadas de forma diferente por quem as lê, por exemplo, por conterem palavras com certo grau de ambiguidade.

Uma pergunta **relevante** é aquela que efetivamente tenta responder a um problema ou a uma dúvida. Às vezes, há perguntas de pesquisa que não são realmente perguntas, ou seja, antes de iniciar o estudo, você já sabe qual será a resposta à pergunta, porque estudos semelhantes já foram realizados e o estudo proposto não acrescenta nada de novo ao seu conhecimento. Você deve evitar esse tipo de situação. No entanto, você deve presumir que pode ser relevante realizar um estudo semelhante a um que já foi realizado, se ele avaliar uma população diferente, ou for realizado em uma região geográfica diferente, ou simplesmente se você quiser atualizar os dados. Raramente um estudo é completamente novo; na maioria das situações, os estudos tentam acrescentar alguma informação ao que já sabemos.

Ao avaliar uma pergunta de pesquisa para um estudo clínico, é preciso considerar sua **viabilidade e ética**. A pergunta apresentada deve ser respondível, ou seja, você deve elaborar um estudo que possa ser metodologicamente sólido, mas para o qual você prevê grandes dificuldades (intransponíveis) na realização. Ao mesmo tempo, deve-se sempre considerar se o estudo proposto é ético, ou seja, nunca se deve esquecer que os direitos individuais dos participantes sempre têm precedência sobre a própria pesquisa.

Há várias maneiras de planejar uma pergunta de pesquisa. Uma das mais comumente usadas, para estudos destinados a avaliar os efeitos de um medicamento ou intervenção, é a seguinte estrutura (21), depois transformada em PICOT (22).

P – População ou Problema
I – Intervenção
C – Comparação
O – *Outcome* (resultado)

A estrutura PICO passou por algumas mudanças e interpretações, de modo que o "P" também pode denotar "Problema" e o "I" pode denotar "Condição de interesse" ou "Indicador em estudo".

Também foi proposta uma nova estrutura chamada PICOT, na qual a introdução da letra "T" inclui o conceito de "Tempo". A estrutura PICOT também foi proposta na forma de PICOT-D, que inclui "Dados" (23).

Além dessas estruturas metodológicas, há inúmeras outras, como "Exposição", "Condições pré-existentes", "Tipo de estudo", "Projeto de estudo", "Duração" ou "Contexto" (24).

Mais importante do que escolher uma estrutura ou outra é considerar quais elementos são mais relevantes para explicar claramente o que você deseja estudar. De um ponto de vista global, você pode aceitar que a pergunta de pesquisa define o que será estudado, quem será estudado e como será estudado.

Em termos simples, você pode subdividir as perguntas (para estudos quantitativos) em (25):

- Descritivo, relacionado a uma doença ou fator de risco.
- Avaliação de uma intervenção/tratamento (comparação).
- Etiológico ou causal.
- Descritivo, relacionado a um meio de diagnóstico.
- Avaliação de um meio de diagnóstico (comparação).
- Validação de escalas.
- Avaliação do prognóstico.
- Avaliação do tempo de sobrevivência.

Se quiser descrever uma doença, você pode fazer a seguinte pergunta, por exemplo:

"Qual é a prevalência anual de câncer de mama em mulheres com 80 anos ou mais no Brasil nos últimos 5 anos?".

Os aspectos mais importantes a serem considerados ao estruturar sua pergunta de pesquisa são:

>
> População - mulheres com 80 anos ou mais.
>
> Doença de interesse - câncer de mama.
>
> Resultado/medida - prevalência anual.
>
> Tempo: últimos 5 anos.
>
> Local: Brasil.

Mas se você quiser comparar o efeito de dois medicamentos, a pergunta deve ter características diferentes, por exemplo:

"Em pessoas transgênero que recebem terapia hormonal de afirmação de gênero, o medicamento A é mais eficaz na redução da área da lesão cutânea do que o medicamento B no tratamento da psoríase, após 6 meses de tratamento?"

>
> População: pessoas transgênero que recebem terapia hormonal de afirmação de gênero.
>
> Intervenção: medicamento A para o tratamento da psoríase.
>
> Comparação: medicamento B para o tratamento da psoríase.
>
> Resultado/medição - eficácia: redução da área da lesão cutânea.
>
> Tempo - 6 meses de tratamento.

Considere outro exemplo, em relação a uma pergunta criada para avaliar fatores prognósticos:

"A orientação sexual, a identidade de gênero, o status socioeconômico, o histórico familiar e o tabagismo estão associados ao risco de morte por câncer de próstata em homens cisgênero atendidos em uma clínica hospitalar de urologia ou oncologia nos últimos 5 anos?"

> População - homens cisgênero atendidos em uma clínica hospitalar de urologia ou oncologia.
>
> Fator de exposição/prognóstico - orientação sexual, identidade de gênero, status socioeconômico, histórico familiar, status de tabagismo.
>
> Resultado/medida - (risco de) morte.
>
> Tempo: 5 anos.

Como exemplo, considere algumas perguntas de pesquisa estruturadas incorretamente:

"Qual é o impacto de pertencer a uma minoria sexual e/ou de gênero na saúde mental?

A pergunta é mal estruturada - por quê? Ela analisa os diferentes componentes de forma isolada:

> População do estudo - pessoas pertencentes a uma minoria sexual e/ou de gênero; embora não seja muito específica, a definição permite entender quais pessoas serão incluídas no estudo - correto.
>
> Como esse não é um estudo de tratamento ou intervenção, não faria sentido aplicar a metodologia PICO, pressupondo

"intervenção" e "comparador", portanto, você deve considerar "condição de interesse".

Condição de interesse - descrita como saúde mental; embora o contexto seja compreendido, é muito vago e muito amplo - incorreto (poderia ser explicado, por exemplo, como nível de ansiedade ou prevalência de depressão).

Resultado - é descrito como "impacto". Esse é o tipo de palavra que não deve ser usada nesse contexto. Ela é ambígua e pouco clara. Embora em linguagem coloquial o significado possa ser entendido, em termos científicos e metodológicos não explica o que está sendo medido e qual resultado está sendo analisado: incorreto.

Tempo - a pergunta não se refere ao período de tempo da análise (ou data), o que é relevante no contexto.

"Nos últimos 10 anos, houve um aumento na incidência de eventos cardiovasculares graves em pessoas transgênero?"

Essa pergunta de pesquisa está mal estruturada. Ela analisa os diferentes componentes de forma isolada:

População do estudo: pessoas transgênero, permite entender quais pessoas serão incluídas no estudo. Considerando o contexto clínico da pergunta, talvez faça sentido especificar se são pessoas que estão fazendo tratamento hormonal ou não, mas essa especificidade pode ser definida no protocolo.

Condição de interesse - eventos cardiovasculares *major*; claro e bem definido, poderia ser especificado com mais detalhes nos objetivos o que se entende por "*major*".

Resultado - descrito como "aumento da frequência de eventos cardiovasculares *major*". Esse é um resultado com uma resposta binária: sim ou não. Esse tipo de pergunta sim/não, não deve ser usado como pergunta de pesquisa em um estudo clínico porque é muito reducionista. A pergunta pode ser abordada e respondida, mas deve ser enquadrada em um escopo mais amplo que permita que as informações coletadas sejam úteis para a prática clínica.

Tempo - últimos 10 anos.

66

Capítulo 9 - Objetivos e endpoints

Em um estudo clínico, você deve definir os objetivos de acordo com a sua pergunta de pesquisa. Dependendo do aspecto que considerar mais relevante, você deve especificar um objetivo principal e, se possível, apenas um. Em outras palavras, o **objetivo principal** responde à pergunta da pesquisa e define o desenho de estudo mais adequado para respondê-la. Além disso, a partir do objetivo principal, você pode definir as hipóteses para calcular a amostra necessária para o estudo.

Os **objetivos secundários** geralmente são mais de um e visam explorar aspectos da pesquisa que o objetivo primário não responde, ou analisar subgrupos da população do estudo. Em algumas situações, os objetivos secundários permitem a avaliação de novas hipóteses que podem levar a novos estudos clínicos.

Os tipos de objetivos de um estudo clínico são semelhantes aos descritos para as perguntas de pesquisa. Assim, temos os objetivos:

- Descritivos
- Analítico – Comparação entre grupos de pessoas
- Analítico – Associação entre variáveis
- Analítico – Análise prognóstica
- Analítico – Análise de sobrevivência

Os estudos cujo **objetivo principal é descritivo** podem se concentrar na determinação da frequência de um evento, como estudos de prevalência, incidência, letalidade, entre outros, ou estudos de caracterização de uma determinada população, que pode corresponder a uma população com uma determinada doença, uma população exposta a um evento, uma população com um fator de risco ou uma população à qual é administrado um determinado medicamento ou intervenção terapêutica. Os exemplos incluem:

- Determinação da prevalência do tabagismo em pessoas pertencentes a minorias sexuais, em 2022, no Brasil.
- Caracterização do risco cardiovascular em mulheres com mais de 65 anos de idade, em 2023, no Brasil.
- Caracterização dos padrões de sono em pessoas medicadas com antidepressivos inibidores da recaptação da serotonina há mais de 12 meses.

Estudos cujo **objetivo principal é comparar** resultados entre dois (ou mais) grupos de pessoas podem, por exemplo, analisar a resposta a dois medicamentos (o medicamento testado *versus* o comparador, o comparador pode ser outro medicamento (ou, se for um estudo clínico, também pode ser um placebo). Esse tipo de estudo também pode ter como objetivo comparar um grupo de pessoas expostas e não expostas a um determinado evento, ou avaliar a ocorrência de uma doença em dois grupos de pessoas com características diferentes, por exemplo, identidades de gênero, sexo ou idade diferentes. Os exemplos incluem:

- Comparação da prevalência de transtornos alimentares entre jovens cisgênero e transgênero de 12 a 16 anos no Brasil nos últimos cinco anos.

- Comparação do tempo até o pico de absorção de um antidiabético oral em pessoas com idade entre 55 e 65 anos e em pessoas com mais de 65 anos.
- Comparação da eficácia (redução no número de ataques) do tratamento A versus o tratamento B para a prevenção da enxaqueca em homens transgênero que recebem terapia hormonal de afirmação de gênero.

Os estudos destinados a analisar a **associação entre duas ou mais variáveis** buscam determinar se as variáveis em questão influenciam uma à outra, positiva ou negativamente, ou se o comportamento de uma variável não está relacionado a uma ou mais variáveis. Os exemplos incluem:

- Avaliação da relação entre a idade e o valor da hemoglobina em pessoas com mais de 50 anos de idade.
- Associação entre o nível educacional e a pontuação da escala de estresse em minorias sexuais e/ou de gênero.

Estudos que analisam o **prognóstico** (ou risco) tentam explicar uma determinada variável (chamada de variável dependente), por exemplo, "bom prognóstico", por meio de um conjunto de outras variáveis (variáveis independentes). Os exemplos incluem:

- Avaliação de variáveis que preveem o sucesso em mulheres lésbicas submetidas à fertilização in vitro (FIV).
- Avaliação das variáveis associadas à ocorrência de tentativas de suicídio em mulheres com depressão pós-parto.

Os estudos que visam analisar a **sobrevivência** analisam a ocorrência da situação em questão ao longo do tempo, estimando uma curva de probabilidade. Isso pode ser a sobrevivência no sentido estrito da palavra ou, de forma mais ampla, incluir estudos que analisam, por exemplo, a progressão da doença, o tempo para a ocorrência do evento ou o tempo para a persistência de um determinado tratamento. Os exemplos incluem:

- Avaliação da sobrevida média em mulheres com câncer de mama estágio IV com mais de 70 anos de idade.
- Avaliação do tempo de persistência do tratamento para parar de fumar em homens transgênero que fazem terapia hormonal de afirmação de gênero.

O termo ***endpoint*** refere-se a como o objetivo é medido. Sempre que definir um desfecho primário ou secundário, você deve definir o desfecho associado.

Há situações em que o *endpoint* é derivado diretamente do objetivo, fazendo com que pareçam a mesma coisa. Por exemplo, se o objetivo for "Determinar a prevalência do tabagismo entre pessoas pertencentes a minorias sexuais no Brasil em 2022", o *endpoint* será "prevalência do tabagismo entre pessoas pertencentes a minorias sexuais no Brasil em 2022".

Em outras circunstâncias, o objetivo não infere diretamente qual é o parâmetro. Por exemplo, considere um estudo cujo objetivo é "Comparação da eficácia do tratamento A versus o tratamento B para a prevenção de enxaqueca em homens transgênero que recebem terapia hormonal de afirmação de gênero". Nesse caso, precisamos definir como a eficácia será avaliada, ou seja, a melhor forma de quantificar esse objetivo. Por exemplo, você poderia dizer que a eficácia é avaliada pela "redução percentual no número de enxaquecas em um determinado período de tempo". Mas você também poderia ter escolhido como ponto final para o mesmo estudo "a porcentagem de pessoas que tiveram menos de seis crises durante um período de tratamento de 12 meses", ou qualquer outra avaliação clinicamente relevante.

Se você determinar que um determinado objetivo é avaliado por mais de um *endpoint*, deve deixar isso claro no protocolo. Você pode optar por manter um único objetivo ou dividi-lo em vários objetivos, dependendo dos diferentes desfechos associados a ele.

Em determinadas situações, pode ser útil definir um *endpoint* composto. Um endpoint composto é aquele que combina várias condições diferentes. Por exemplo, no estudo mencionado acima, pode-se ter estipulado que seria considerado eficaz se as pessoas tivessem uma redução simultânea de mais de 75% no número de enxaquecas antes do estudo e menos de 1 enxaqueca por mês durante 12 meses.

Em algumas situações, é útil usar *surrogate endpoints*. A tradução desse termo para o português varia, mas ele pode significar *endpoints* indiretos. Em termos práticos, os *surrogate endpoints* são aqueles que avaliam o objetivo por meio de marcadores (variáveis) que dão uma ideia indireta do que medimos (25, 26). Os *surrogate endpoints*, são, por exemplo, marcadores tumorais ou biomarcadores, que permitem fazer inferências sobre a atividade da doença (27).

Você deve optar por usar *surrogate endpoints* sempre que não for possível avaliar diretamente o que você deseja avaliar, seja por causa de dificuldades técnicas, custo ou tempo. Os *surrogate endpoints* precisam de validação, ou seja, uma demonstração de que sua variação (seu valor) está diretamente relacionada ao que você deseja avaliar (28,29). Por exemplo, o volume expiratório forçado no primeiro segundo (FEV1) é considerado um parâmetro substituto para avaliar o broncoespasmo agudo e é aceito para avaliar a eficácia dos agonistas do receptor beta-2 adrenérgico. No câncer, a sobrevida livre de progressão (PFS) é aceita como um marcador substituto para avaliar a terapia administrada, presumindo-se que ela tenha uma relação direta com a atividade do tumor e, consequentemente, com a sobrevida. Outro exemplo é o uso da hemoglobina glicosilada (HbA1c) como um biomarcador para avaliar o controle glicêmico em pessoas com diabetes tipo 2.

Capítulo 10 - Desenhos de estudos

As seções seguintes - ensaios clínicos intervencionistas e estudos observacionais - descrevem detalhadamente os diferentes tipos de estudo e as características metodológicas inerentes a cada desenho. Neste capítulo introdutório, gostaria de apresentar uma breve visão geral dos diferentes tipos de desenho de estudo e sua adequação em relação aos objetivos definidos.

Em termos gerais, e como já vimos, os estudos clínicos podem ser classificados em estudos com intervenção, conhecidos como estudos intervencionais ou estudos experimentais, nos quais a prática clínica padrão é modificada, e estudos sem intervenção, conhecidos como estudos observacionais.

Um **estudo clínico intervencionista** é qualquer pesquisa que preconize uma mudança, influência ou programação de cuidados com a saúde, comportamento ou conhecimento dos participantes ou cuidadores, com o objetivo de descobrir ou verificar efeitos sobre a saúde, incluindo exposição a medicamentos, uso de dispositivos médicos, realização de técnicas cirúrgicas, exposição à radioterapia, aplicação de produtos cosméticos e de higiene corporal, intervenção fisioterápica, intervenção psicoterápica, uso de transfusões, terapia celular, participação em sessões educativas individuais ou em grupo, intervenção com dietas, intervenção no acesso ou na organização da assistência à saúde ou intervenção designada como terapia não convencional.

Um estudo clínico não intervencionista ou **observacional** é o estudo no qual as seguintes condições são atendidas:

- Os medicamentos são prescritos ou os dispositivos médicos são usados de acordo com as condições estabelecidas na autorização de comercialização ou no procedimento de avaliação de conformidade, respectivamente;
- A inclusão das pessoas participante em uma estratégia terapêutica específica não é predeterminada por um protocolo de estudo, mas depende da prática atual;
- A decisão de prescrever o medicamento ou de usar um dispositivo médico está claramente dissociada da decisão de incluir ou não a pessoa no estudo;
- Nenhum outro procedimento complementar de diagnóstico ou avaliação é aplicado a participantes e métodos epidemiológicos são usados para analisar os dados coletados.

Ao definir o desenho de um estudo clínico, você deve começar informando se é um estudo com ou sem intervenção (especificando se é um ensaio clínico, se aplicável).

Continuando com o tópico do desenho do estudo, você deve indicar o período de tempo do estudo, ou seja, se é um estudo **transversal** ou **longitudinal**. Estudos transversais são aqueles em que cada participante é avaliado em um único momento, sem intenção de avaliar ao longo do tempo.

Os estudos longitudinais acompanham as pessoas ao longo do tempo, seja ele curto ou longo, e podem ser **retrospectivos** ou **prospectivos**. Nos estudos retrospectivos, as informações são coletadas ao longo do tempo, mas o momento do estudo é passado em comparação com o momento em que o protocolo foi desenvolvido e os dados foram coletados. Nos estudos prospectivos, as informações também são coletadas ao longo do tempo, mas a coleta de dados ocorre no futuro, em comparação com o momento em que o protocolo foi desenvolvido.

Por exemplo, você pode estar elaborando um estudo retrospectivo em que deseja avaliar a sobrevida global até o final do ano passado em mulheres fumantes com câncer de pulmão avançado diagnosticado em 2017. O protocolo e a coleta de dados estão sendo conduzidos agora, mas os dados referem-se ao período de 2017 até a morte da participante ou, no máximo, até o final do ano passado.

Eu poderia ter elaborado o mesmo tipo de estudo de forma prospectiva. Nesse caso, poderia ter avaliado a sobrevida global em mulheres fumantes com câncer de pulmão avançado, diagnosticadas desde o início do estudo e acompanhadas por até 5 anos. O protocolo seria conduzido agora, a coleta de dados começaria em 6 meses, por exemplo, e o acompanhamento seria até a morte da participante ou até 5 anos após o final do período de recrutamento.

Quais são as principais diferenças entre os dois projetos?

Se você optou por um estudo retrospectivo, tem a grande vantagem de que o período de coleta de dados é curto e, consequentemente, os resultados são rápidos. Os dados já existem (nos registros clínicos), portanto, o tempo de estudo é limitado pelo tempo necessário para aprovar o estudo, o tempo gasto na análise retrospectiva dos registros e na coleta dos dados. As desvantagens desse desenho estão relacionadas principalmente à disponibilidade e à qualidade dos dados. Outro aspecto a ser levado em conta é se houve ou não avanços terapêuticos ou de outra natureza que levaram à previsão de que a sobrevida desses pacientes será muito diferente nos últimos cinco anos do que é esperado atualmente.

Se for escolhido um estudo prospectivo, ele tem a enorme vantagem de que a coleta de dados é planejada e, portanto, mais completa e confiável. Por outro lado, há a limitação do tempo, ou seja, o estudo levará pelo menos 6 meses para poder começar a recrutar e mais 5 anos, que foi o período máximo estabelecido para o acompanhamento. Além disso, há o período de apresentação e aprovação do estudo nos centros participantes e o período de análise dos dados.

Como exemplo, pode-se considerar que o estudo retrospectivo descrito acima duraria (do protocolo ao relatório final) 18 meses, enquanto o estudo prospectivo duraria (do protocolo ao relatório final) 7 anos.

Por fim, gostaria de salientar que os estudos de intervenção são sempre prospectivos, por motivos óbvios decorrentes da implementação da intervenção.

Em resumo, você deve ter em mente que, em termos de desenho, um estudo pode ser com ou sem intervenção e, nesse último caso, pode ser transversal ou longitudinal, prospectivo ou retrospectivo. Além desses aspectos, você deve mencionar no desenho do estudo se é um estudo descritivo ou comparativo e, nesse caso, entre quantos grupos. Você também deve mencionar se é uma situação em que os grupos que estão sendo comparados são grupos pareados, seja porque é um estudo de caso-controle ou porque é um estudo de coorte pareado (consulte os detalhes nos respectivos capítulos).

Outro ponto a ser mencionado é se o estudo é baseado na comunidade, no hospital, na unidade de atenção primária ou em outro tipo de estudo, se é de âmbito nacional ou internacional e se é de centro único ou multicêntrico.

Capítulo 11 - Definição da população

Definir corretamente as características da população que poderá participar de um determinado estudo é fundamental para o seu sucesso. Portanto, essa é uma das coisas mais importantes a se pensar quando se faz parte de uma equipe de projeto de estudo clínico.

Obviamente, a população a ser incluída em um determinado estudo depende dos objetivos do estudo. No entanto, sob o pretexto de tornar a amostra a ser estudada mais homogênea e, assim, aumentar a validade interna do nosso estudo (controlando melhor as variáveis externas que podem influenciar os resultados), deixamos sistematicamente de fora muitos grupos populacionais, incluindo pessoas LGBTQIA+, pessoas de diferentes origens, ascendência ou cor da pele, mas também idosos e pessoas com várias doenças ou que são polimedicadas.

Ao definir quais indivíduos são elegíveis para um estudo, pense em quais características são vitais para poder avaliar os objetivos a serem alcançados e considere excluir apenas as situações que possam representar um risco para os próprios participantes ou que interfiram diretamente no que se pretende avaliar.

A idade e o sexo (sexo atribuído no nascimento) são duas das características mais transversais na constituição dos critérios de inclusão e exclusão de estudos clínicos. Vamos dar uma olhada em cada uma delas:

Idade - É comum definir se o estudo pode incluir crianças ou apenas adultos. Alguns estudos são mais específicos e definem um limite inferior e superior de idade.

A definição de um limite superior para a idade das pessoas que podem ser incluídas pode se dever a contingências específicas do estudo, mas, na maioria dos casos, deve-se ao preconceito de que pessoas mais velhas não devem participar de estudos clínicos ou simplesmente à dificuldade técnica de lidar com variáveis de confusão, como polimedicação ou presença de várias patologias concomitantes. O que é certo é que, no caso de estudos clínicos, a maioria dos medicamentos que estão sendo avaliados será realmente consumida por idosos, que têm a maior carga de doenças. Portanto, surge a questão de saber se faz sentido deixar de fora da população do estudo os indivíduos que mais tarde serão o alvo da intervenção que está sendo avaliada. Ao não incluir idosos em estudos clínicos, presume-se que a dose, a absorção, a metabolização ou a eliminação de um medicamento podem ser extrapoladas para qualquer indivíduo, mesmo que os estudos tenham sido realizados em pessoas jovens e, provavelmente, do sexo masculino.

Ao definir os critérios de idade para os indivíduos que podem participar de um estudo, é importante considerar se, na ausência de um impedimento ou contraindicação estrita, é mais ético incluir idosos e muito idosos.

Quanto à inclusão de crianças e jovens, eles geralmente só são incluídos em estudos sobre situações que os afetam diretamente. Em outras palavras, patologias e medicamentos que afetam tanto adultos quanto jovens são, na maioria das vezes, avaliados apenas na população adulta.

A não inclusão de jovens com menos de 18 anos de idade geralmente é justificada pela simplificação dos processos, pois sua inclusão exige requisitos éticos específicos, especialmente em termos de consentimento informado. Como mencionei com os idosos, no caso dos jovens é importante avaliar se eles estão sendo protegidos quando não são incluídos em um estudo ou se estão sendo discriminados.

Sexo (sexo atribuído no nascimento): a maioria dos estudos sobre doenças que não são específicas de mulheres ou homens tendem a incluir pessoas de ambos os sexos. Nos critérios de elegibilidade, você pode mencionar explicitamente "pessoas" ou "indivíduos".

Apesar da tendência de maior equidade nos últimos anos, ainda há uma assimetria na inclusão de mulheres em estudos clínicos de Fase 1 (consulte o Capítulo 17).

Um ponto importante a ser observado é que quando o "sexo" é mencionado nos critérios de elegibilidade de um estudo, ele se refere ao sexo atribuído no nascimento e não à identidade de gênero. Em outras palavras, quando um estudo menciona que inclui indivíduos de ambos os sexos e não diz nada sobre identidade de gênero, é preciso reconhecer que ele pode incluir tanto indivíduos cisgênero do sexo feminino e masculino quanto indivíduos de gênero não binário. Se for necessário excluir um determinado grupo, isso deve ser explícito e devidamente justificado.

Por exemplo, se você estiver fazendo um estudo no qual não deseja incluir pessoas que fazem terapia hormonal, isso deve estar explicitamente escrito nos critérios de seleção, e não que as pessoas transgênero estão excluídas, pois uma coisa não implica necessariamente a outra.

Capítulo 12 - Metodologia e procedimentos

Quando falamos sobre a metodologia de um estudo clínico, estamos englobando todos os pontos mencionados acima, ou seja, a definição do desenho do estudo e a população do estudo fazem parte da metodologia e, em um sentido mais amplo, até mesmo a definição dos desfechos pode ser considerada parte da metodologia. Neste capítulo, veremos como o estudo é conduzido, ou seja, a jornada de cada participante, com todas as atividades que isso implica.

No protocolo do estudo, é preciso definir claramente quais procedimentos serão aplicados e que tipo de instrumentos/medidas serão usados. Há estudos para os quais é muito fácil definir os procedimentos. Por exemplo, imagine que você vai realizar um estudo observacional transversal no qual aplicará um questionário à população em geral sobre o nível de conhecimento e aceitação das vacinas. Quais são os procedimentos para esse estudo?

- É uma avaliação única.
- É um questionário autopreenchido (em papel), a ser administrado em casa (em uma abordagem de questionário porta a porta).
- Leva cerca de 5 minutos para ser concluído.
- O questionário consiste em 35 perguntas, todas elas fechadas.

- A escolha dos domicílios é feita antecipadamente usando os procedimentos definidos para calcular a representatividade da amostra, detalhados no capítulo correspondente do protocolo do estudo (que abordaremos mais adiante).
- Depois que os dados são coletados, eles são inseridos em um banco de dados.

Os pontos acima descrevem como o estudo será conduzido e o instrumento (nesse caso, um questionário) a ser usado. Os procedimentos são: a aplicação de um questionário de papel autopreenchido, que é realizado de porta em porta, na residência, e o instrumento aplicado é um questionário de resposta fechada, aplicado em papel, com um tempo de preenchimento de cerca de 5 minutos.

Embora os procedimentos e instrumentos do exemplo acima sejam simples, quando pensamos em um estudo longitudinal prospectivo ou, mais ainda, em um estudo clínico, os procedimentos podem ser extraordinariamente complexos. Imaginemos agora que seja realizado um estudo sobre um novo medicamento antidiabético, no qual ele é comparado a um medicamento de controle. Digamos que seja um estudo clínico randomizado de 6 meses, avaliando a eficácia, a segurança e a qualidade de vida. Quais procedimentos e instrumentos você deve descrever?

- Na primeira visita (uma visita é o momento de contato entre o participante e a equipe de pesquisa, por exemplo, uma consulta médica), que chamaremos de visita de triagem, a equipe de pesquisa identifica adultos com diabetes tipo 2 (definido de acordo com os critérios de elegibilidade do estudo), explica o estudo a eles e os convida a participar. Depois que eles concordam e

> assinam um termo de consentimento livre e esclarecido, os dados são coletados para caracterização demográfica e clínica, e os exames laboratoriais são solicitados para verificar a conformidade com os critérios de inclusão e para servir como valores de linha de base.

Aqui deve ser descrito quais informações serão coletadas para caracterização demográfica e clínica e quais exames laboratoriais serão realizados.

- Entre 7 e 15 dias após a visita de triagem, será realizada a visita inicial (visita 1). Após a confirmação dos critérios de elegibilidade, o participante é designado aleatoriamente por um sistema automatizado a um dos dois grupos de estudo e a um dos medicamentos (medicamento experimental ou de controle). Os valores dos testes realizados são registrados. São aplicados um exame clínico, um eletrocardiograma (ECG) e a escala de qualidade de vida EQ-5D (30). Cada pessoa recebe um diário e é explicado a ela que deve anotar todos os sintomas (efeitos adversos) que surgirem no período entre essa avaliação e a próxima dentro de 4 semanas (com uma flexibilidade de datas de mais ou menos 3 dias). Novos exames laboratoriais são solicitados 3 dias antes da próxima visita.

Aqui você deve descrever quais informações serão coletadas no exame clínico, como será realizado o eletrocardiograma (ECG) e quais exames laboratoriais serão solicitados. Deve-se descrever a escala EQ-5D e o conteúdo do diário que a pessoa levará para casa. Em estudos clínicos, as datas das avaliações são geralmente muito rigorosas e é estipulado um intervalo de dias dentro do qual a visita deve ser realizada. Esse intervalo é chamado de "janela" e depende do tempo entre as visitas. Se esse intervalo for curto, a janela de flexibilidade será menor, enquanto que se o intervalo entre as visitas for longo, a janela também será maior.

- Na visita 2 (4 semanas ± 3 dias), é realizado um exame clínico, testes e quaisquer eventos adversos, relatados pelo indivíduo ou registrados no diário, são avaliados e registrados. A medicação e um novo diário são administrados. Novos exames laboratoriais são solicitados 3 dias antes da próxima visita. Uma nova visita é agendada para 8 semanas depois (com uma flexibilidade de data de mais ou menos 5 dias).

- Na visita 3 (12 semanas ± 5 dias), é realizado um exame clínico, os testes realizados são avaliados e registrados, bem como quaisquer eventos adversos, sejam eles relatados pelo indivíduo ou registrados no diário. A escala de qualidade de vida EQ-5D é aplicada. São fornecidos os medicamentos e um novo diário. Novos exames laboratoriais são solicitados 3 dias antes da próxima visita. Uma nova visita (visita final) é agendada para 12 semanas depois (com uma flexibilidade de data de aproximadamente 5 dias).

- Na visita 4, a visita final (com 24 semanas ± 5 dias), é realizado um exame clínico, um ECG e os testes realizados, bem como quaisquer eventos adversos relatados pelo indivíduo ou registrados no diário, são avaliados e registrados. É aplicada a escala de qualidade de vida EQ-5D.

Você deve prever que a pessoa pode se retirar do estudo a qualquer momento (sem ter que dar qualquer justificativa). Nesse caso, você deve pedir à pessoa que preencha os detalhes da chamada visita de descontinuação/desistência antecipada, caso ela aceite. A pessoa pode ou não concordar e pode ou não estar disponível para fazer tudo o que foi planejado para essa visita, que geralmente é semelhante à visita final.

Em estudos como esse (e em estudos muito mais complexos), é útil elaborar uma tabela de resumo das avaliações em cada visita, conforme mostrado na Figura 6.

Figura 6 - Tabela de resumo das avaliações realizadas durante o estudo.

	Visita de screening	V1 Visitas de baseline	V2 4 semanas ± 3 dias	V3 12 semanas ± 5 dias	V4 24 semanas ± 5 dias	Visita de interrupção
Avaliação de elegibilidade	X	X				
Randomização		X				
Consentimento informado	X					
Avaliação dos dados demográficos	X					
Avaliação dos dados clínicos	X					
Exame clínico		X	X	X	X	X
ECG		X	X	X	X	X
Análises Laboratoriais*		X				
Escala EQ-5D		X		X	X	X
Entrega de diário de registro de eventos adversos		X	X	X		
Registro da informação de eventos adversos			X	X	X	X
Entrega de medicamentos		X	X	X		

* descrição das análises.

Além dos itens acima, faz parte da descrição dos procedimentos explicar como a equipe de pesquisa selecionará possíveis participantes em cada local, por exemplo, em uma consulta específica, na sala de emergência ou em uma enfermaria específica.

Deve-se declarar claramente quanto tempo levará para recrutar as pessoas participantes, indicando a data de início e de término do recrutamento e a duração do período de acompanhamento. Por exemplo, no estudo descrito acima, você pode considerar um período de recrutamento de 12 meses (tempo para incluir todas as pessoas necessárias para obter a amostra calculada para esse estudo) e 24 semanas de acompanhamento (o tempo de acompanhamento é para cada pessoa incluída e é contado a partir da data de inclusão).

Outro subcapítulo importante na metodologia é a descrição detalhada dos testes solicitados, por exemplo, análises solicitadas, métodos de imagem ou outros testes complementares devem ser descritos. Se o teste em questão não for padronizado, o método completo a ser aplicado deve ser escrito.

No caso de exames laboratoriais, você deve explicar se eles serão realizados nos laboratórios dos hospitais onde o estudo é realizado, se serão realizados fora, mas em locais diferentes, dependendo do centro, ou se há um chamado "laboratório central". Nesse caso, cada centro envia suas amostras para o mesmo laboratório, que realiza todas as análises. Se esse for o caso, deve-se informar como as amostras de sangue ou outro material biológico são coletadas, se são submetidas a algum procedimento, como centrifugação, como são embaladas e enviadas ao laboratório central, incluindo a entidade responsável pelo transporte.

Conforme mencionado acima, todas as escalas a serem usadas devem ser descritas. Deve-se indicar que elas foram validadas para a população em questão e fornecer a referência bibliográfica relevante. Deve-se descrever as perguntas e os tipos de respostas e como a escala é pontuada e classificada.

No caso de estudos com produtos medicinais e, em particular, de ensaios clínicos, deve descrever os próprios produtos medicinais (experimentais e de controle), bem como a forma como são realizados os procedimentos de randomização e, se aplicável, de cegamento (explicados nos capítulos sobre Ensaios Clínicos).

Capítulo 13 - Estrutura ética e regulatória

Ao pensar em realizar qualquer estudo clínico, você deve estar ciente de alguns documentos que definem os princípios éticos e legais essenciais para a sua pesquisa, como a Declaração de Helsinque (18), as Normas de Boas Práticas Clínicas (31) e a lei de Pesquisa Clínica de cada país.

A Declaração de Helsinque foi elaborada em 1964 pela Associação Médica Mundial (AMM) como uma declaração de princípios éticos para pesquisas clínicas envolvendo seres humanos e, desde então, tem sido atualizada. Seu texto inclui aspectos centrais, como o respeito fundamental aos direitos da pessoa humana, e aspectos específicos relacionados a pesquisas clínicas, como seus riscos e benefícios, a qualidade técnica e científica dos protocolos, a inclusão de pessoas pertencentes a grupos vulneráveis, comitês de ética, consentimento informado, privacidade e confidencialidade dos dados e divulgação dos resultados.

As Normas de Boas Práticas Clínicas fazem parte de um conjunto de diretrizes fornecidas pela *International Council for Harmonisation* (ICH). O ICH foi criado em 1990 pela Federação Internacional de Associações de Fabricantes Farmacêuticos (IFPMA) com o objetivo de harmonizar as práticas relativas à avaliação de medicamentos e outros produtos médicos entre a Europa, o Japão e os Estados Unidos. As Normas de Boas Práticas Clínicas (GCP) fazem parte de uma diretriz de eficácia, chamada ICH E6, e podem ser consultados na íntegra em https://www.ich.org/page/efficacy-guidelines.

O escopo de aceitação e aplicação agora se estende além dos países iniciais para, por exemplo, Brasil, México, China, Canadá, Egito, República da Coreia, Turquia e Arábia Saudita.

O documento de GCP é dividido em princípios gerais, comitês de ética, equipe de pesquisa, organização patrocinadora, protocolo de estudo clínico, manual do investigador e documentos essenciais para a realização de um estudo clínico, apresentando as responsabilidades de cada organização ou pessoa envolvida na pesquisa e detalhando como os documentos devem ser executados. Um dos principais aspectos mencionados nos documentos acima mencionados é o respeito fundamental aos direitos da pessoa humana, que tem precedência sobre os interesses da ciência e da sociedade. Em outras palavras, antes de considerar o que é importante para o estudo clínico, é necessário considerar se isso é do melhor interesse do indivíduo. Uma situação específica é a da pessoa que deseja se retirar do estudo. Isso pode não ser bom para os resultados do estudo, mas se essa for a vontade da pessoa, ela deve ser respeitada e até apoiada.

"1 - Os estudos clínicos são conduzidos com estrito respeito ao princípio da dignidade humana e aos direitos fundamentais.

2 - Os direitos dos participantes de estudos clínicos sempre têm precedência sobre os interesses da ciência e da sociedade.

3 - Na condução de estudos clínicos, todas as precauções devem ser tomadas para respeitar a privacidade do indivíduo e minimizar qualquer dano aos seus direitos de personalidade e à sua integridade física e mental."

Capítulo 14 - Informações para a pessoa participante e consentimento informado

Todas as pessoas que participam de estudos clínicos devem ser informadas sobre os objetivos, procedimentos, riscos e benefícios do estudo. Essas informações devem ser fornecidas pela equipe de pesquisa, avaliando a todo momento se as informações estão sendo compreendidas pela pessoa convidada a participar e respondendo a quaisquer perguntas que possam surgir. Além da explicação oral, a pessoa convidada a participar deve receber as mesmas informações por escrito, para que possa lê-las com calma e atenção antes de concordar em participar do estudo.

Somente depois que o estudo tiver sido explicado em detalhes e a pessoa participante tiver lido a folha de informações é que o documento de consentimento informado deverá ser assinado.

O consentimento informado pode ser definido da seguinte forma:

A decisão expressa de participar de um estudo clínico, tomada livremente por uma pessoa com capacidade para fazê-lo ou, na falta desta, por seu representante legal, após ter sido devidamente informada sobre a natureza, o escopo, as consequências e os riscos do estudo, bem como sobre o direito de se retirar do estudo a qualquer momento, sem consequências, de acordo com as diretrizes emitidas pelo Comitê de Ética competente, que deve incluir a definição dos meios apropriados de fornecê-lo, que devem ser por escrito, se aplicável.

Uma pessoa que esteja participando de um estudo clínico pode retirar seu consentimento informado a qualquer momento, sem incorrer em qualquer responsabilidade e sem ter que justificá-lo. Além disso, a retirada do consentimento não exige nenhum formulário especial e pode ser expressa ou tácita.

Embora o consentimento informado seja obrigatório para todos os estudos clínicos, há situações em que ele pode não ser obrigatório. O Comitê de Ética responsável pela avaliação do estudo pode dispensar o consentimento informado. Por exemplo, isso poderia ocorrer em um estudo considerado relevante, que avalia retrospectivamente dados de pessoas que já faleceram ou que não podem ser contatadas no momento do estudo. A retirada do consentimento deve ser solicitada ao Comitê de Ética e devidamente justificada.

Para participantes menores de idade, o consentimento deve ser dado por um representante legal, e o consentimento informado também é exigido de menores com 16 anos ou mais. As pessoas menores devem receber informações sobre o estudo, sua participação, riscos e benefícios de maneira adequada à sua idade e capacidade de compreensão. Novamente, o consentimento pode ser revogado a qualquer momento.

É importante observar que é responsabilidade da equipe de pesquisa acomodar e respeitar os desejos de participantes menores de idade que são capazes de formar uma opinião e avaliar as informações fornecidas, em especial respeitando sua recusa em participar ou deixar o estudo.

Para participantes adultos incapazes de dar consentimento informado, observe que a lei implica que a participação deles no estudo só é possível se a pessoa que agora é incapaz de dar consentimento informado não tiver se recusado anteriormente a participar do estudo. Se esse não for o caso, o consentimento deverá ser obtido da pessoa que detém a representação legal, e a pessoa que detém a representação legal deverá presumir a disposição da pessoa convidada a participar do estudo. É responsabilidade da equipe de pesquisa garantir que essa vontade seja respeitada, levando em conta a capacidade da pessoa incapacitada de avaliar a situação e dar sua opinião. Como no caso de participantes menores de idade, as informações sobre o estudo, os riscos e os benefícios também devem ser fornecidas de maneira adequada à sua capacidade de compreensão.

Seção IV – Estudos de Intervenção

Capítulo 15 - Ensaio clínico - Conceito

Um ensaio clínico pode ser definido como:

> Qualquer pesquisa realizada em seres humanos, projetada para descobrir ou verificar os efeitos clínicos, farmacológicos ou outros efeitos farmacodinâmicos de um medicamento experimental, ou para identificar efeitos indesejáveis de um medicamento experimental, ou para analisar a absorção, distribuição, metabolismo e eliminação de um medicamento experimental, com o objetivo de determinar sua segurança ou eficácia.

A partir dessa definição, é importante ter em mente alguns aspectos críticos para considerar um estudo como um ensaio clínico. Primeiro, é importante observar que a definição se aplica apenas a estudos em humanos e estudos de avaliação de produtos medicinais experimentais, que se entende por:

> A forma farmacêutica de uma substância ativa ou placebo, testada ou usada como referência em um ensaio clínico, incluindo medicamentos cuja introdução no mercado tenha sido autorizada, mas que sejam usados ou preparados, em termos de forma farmacêutica ou embalagem, de maneira diferente da autorizada, ou usados para uma indicação não

autorizada ou para obter mais informações sobre a forma autorizada.

A partir dessa definição, um medicamento experimental é aquele que ainda está em desenvolvimento, ainda não comercializado, mas também aquele que, embora comercializado, está sendo usado em um estudo fora da indicação aprovada, em uma dose, formulação, população ou via de administração diferente. Em outras palavras, um medicamento que está sendo usado fora de sua autorização de comercialização (MA).

A definição de um ensaio clínico enfatiza que o objetivo do estudo deve ser avaliar os efeitos clínicos, farmacológicos ou outros efeitos farmacodinâmicos, o que se traduz em estudos que avaliam a eficácia, o perfil de segurança ou a tolerabilidade (eventos adversos), a farmacocinética ou a farmacodinâmica.

Para concluir, gostaria de enfatizar que, por definição, um ensaio clínico é sempre um estudo intervencionista, pois avalia um ou vários medicamentos experimentais (não utilizados na prática clínica, nas condições em que o estudo é realizado). Entretanto, nem todos os estudos intervencionistas são ensaios clínicos de produtos medicinais experimentais. A definição de "estudo de intervenção clínica" pode ser mais ampla:

Qualquer pesquisa que defenda uma mudança, influência ou programação de cuidados com a saúde, comportamento ou conhecimento dos participantes ou cuidadores, com o objetivo de descobrir ou verificar efeitos sobre a saúde, incluindo exposição a medicamentos, uso de dispositivos médicos, realização de técnicas cirúrgicas, exposição à radioterapia, aplicação de produtos cosméticos e de higiene corporal, intervenção fisioterápica, intervenção psicoterápica, uso de transfusões, terapia celular, participação em sessões educacionais individuais ou em grupo, intervenção com dietas, intervenção no acesso ou na organização da assistência à saúde ou intervenção designada como terapia não convencional.

Figura 7 – Ensaios clínicos e outros estudos de intervenção.

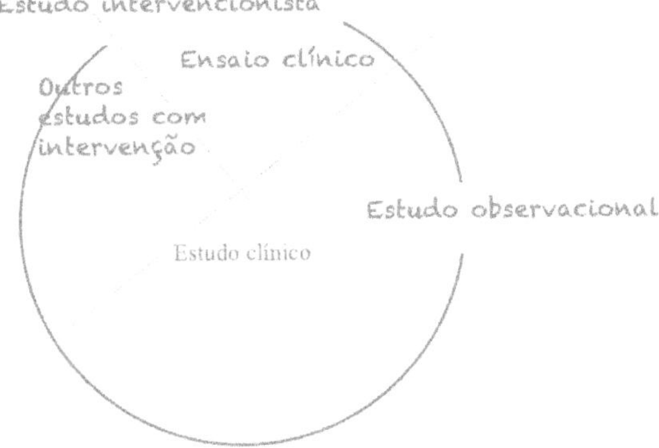

Capítulo 16 - Fases dos ensaios clínicos

Classicamente, são definidas quatro fases para os estudos clínicos (fase 1, 2, 3 e 4). As fases definem a trajetória de pesquisa que permitirá que um determinado medicamento obtenha uma Autorização de Comercialização se for aprovado nelas. Sucessivamente, as fases 1 a 4 envolvem mais pessoas, presumindo que os riscos inerentes são progressivamente menores para os participantes à medida que o perfil de segurança do medicamento em estudo se torna mais conhecido. Ao mesmo tempo, os principais objetivos dos estudos em cada fase diferem, começando com a avaliação do perfil farmacocinético e farmacodinâmico, das interações entre medicamentos, da dose e da janela terapêutica e, em seguida, concentrando-se mais na eficácia. A avaliação da segurança, dos efeitos e das reações adversas está presente em todo o processo.

Esse modelo convencional de fases 1-2-3 tem sido questionado, considerando que há muitas situações em que a definição das fases não é rigorosa e seus objetivos são mistos. Atualmente, surgiram projetos intermediários, como os estudos de fase 1-2. Eles avaliam pessoas com a doença e não pessoas voluntárias saudáveis, como é característico da fase 1, mas também a dose-resposta e a dose máxima tolerada, características da fase 2 (32,33). Há também estudos de fase 2-3, que visam reduzir o tempo necessário para avaliar uma nova molécula, encurtando o tempo de transição da fase 2 para os estudos confirmatórios de fase 3 (34).

De acordo com as estimativas da FDA, aproximadamente 30% dos medicamentos em avaliação não passam da fase 1, desses, 66% não passam da fase 2 e, desses, 75% não concluem com êxito a fase 3, após a qual poderiam receber autorização de comercialização. Em outras palavras, estima-se que apenas 5 a 6% dos medicamentos que entram na Fase 1 de testes concluem com sucesso a Fase 3 e podem ser comercializados (35). O lema *"Fail early and fail fast"* foi adotado no desenvolvimento de novos medicamentos, aumentando a importância dos estudos de fase 1 e 2 (36).

Figura 8 – Fases dos Ensaios Clínicos.

	Ensaios clínicos com medicamentos			
	Fase 1	Fase 2	Fase 3	Fase 4
Objetivo principal	Segurança Farmacocinética Farmacodinâmica Dose segura	Eficácia Segurança Dose efetiva (dose ideal)	Eficácia Segurança	Efetividade Segurança a longo prazo Avaliação de eventos raros
Desenho	Aberto Não comparativo	Principalmente comparativo e randomizado Frequentemente *surrogated endpoints*	Comparativo Randomizado Cego	Principalmente comparativo
População	Pessoas voluntárias saudáveis (às vezes com pessoas doentes)	Pessoas doentes	Pessoas doentes	Pessoas doentes
Amostra	Pequena (algumas dezenas)	De algumas dezenas a algumas centenas de pessoas	Centenas a milhares de pessoas	Milhares de pessoas
Duração	Curta (semanas a alguns meses)	Curta (vários meses)	Longa (vários meses a vários anos)	Longa (vários anos)
Probabilidade de seguir para a próxima fase	<70%	± 33%	25% - 30%	--

A figura descreve resumidamente as características dos estudos clínicos em cada uma das fases clássicas do processo de pesquisa e desenvolvimento. Os capítulos seguintes descrevem cada fase em mais detalhes, explicando os objetivos, o desenho de estudo mais comum e as características da população incluída.

Capítulo 17 - Ensaios clínicos de Fase 1

Os estudos clínicos de fase 1 são orientados pelo princípio de "segurança em primeiro lugar". São os primeiros estudos em seres humanos e se baseiam em informações coletadas nos chamados estudos pré-clínicos.

A pesquisa translacional de um novo medicamento baseia-se no pressuposto de que os resultados obtidos em laboratório ou em modelos animais podem prever resultados em seres humanos. Entretanto, é importante observar que essa previsibilidade pode ser comprometida se os modelos animais usados não forem adequados para o mecanismo da doença em questão em seres humanos. Isso é ainda mais relevante quando se trata do primeiro medicamento de uma classe com um novo mecanismo de ação (37).

É importante garantir que o medicamento tenha sido testado anteriormente em diferentes modelos animais, com resultados comparáveis (efeito clínico e perfil de segurança). Resultados consistentes entre espécies animais melhoram a previsibilidade de sua aplicação em seres humanos. A consistência dos resultados também é relevante na definição de uma janela terapêutica. Há diferentes maneiras de determinar a dose inicial para um primeiro estudo em humanos. A abordagem mais tradicional é baseada na dose que não produz efeitos adversos nas espécies animais mais sensíveis (o nível sem efeitos adversos observáveis) NOAEL - *no observable adverse effect level*). Se o medicamento não for muito tóxico, uma dose inicial baseada no NOAEL pode já ser farmacologicamente ativa (37).

Outra abordagem para estimar a dose inicial é baseada no nível de efeito biológico mínimo esperado (MABEL - *minimum anticipated biological effect level*) (37).

Os métodos usados para estimar a dose em humanos, com base em dados pré-clínicos, dependem não apenas do mecanismo de ação do medicamento, mas também de suas propriedades farmacocinéticas. Há várias maneiras de estimar a dose equivalente em humanos, dependendo das diferentes espécies animais, do perfil do medicamento e dos modos de administração. O método mais simples é padronizar a dose em mg/kg com um fator de conversão fixo para cada espécie animal.

Em termos metodológicos, os estudos de fase 1 têm como objetivo caracterizar o **perfil farmacocinético**, a absorção, o metabolismo, a distribuição e a eliminação do medicamento, caracterizar seu **perfil farmacodinâmico** e as interações com alimentos ou outros medicamentos, e avaliar a segurança e a dose (de uma perspectiva de segurança) (36).

Esses estudos geralmente são realizados em pessoas voluntárias saudáveis, pois seu principal objetivo é definir o perfil farmacocinético e farmacodinâmico básico. Entretanto, embora essa continue sendo a norma, vários problemas foram levantados. Para medicamentos cujo mecanismo de ação determina a ocorrência de efeitos adversos esperados, mas graves, como muitos antineoplásicos, não é considerado ético expor voluntários saudáveis a estudos de fase 1. Nessas circunstâncias, os estudos de fase 1 são conduzidos em pessoas com a doença-alvo, pois se presume que elas possam se beneficiar da exposição ao medicamento.

A **dose ideal** do medicamento testado é determinada por várias estratégias. O desenho de estudo mais comum defende o aumento progressivo (escalonamento) da dose até que a toxicidade seja observada em mais de 33% dos participantes (ou seja, 2 de 6). Nesse ponto, o aumento da dose deve ser interrompido e a dose deve ser reduzida para a dose testada anteriormente, pouco antes de a toxicidade ser registrada em um terço das pessoas, com essa dose sendo avaliada em um novo grupo de participantes. O objetivo da reavaliação dessa dose é tentar coletar o máximo de dados possível sobre a dose a ser usada em futuros estudos clínicos de fase 2 (38).

Na prática, você pode usar o chamado design 3+3. Nesse tipo de planejamento, grupos de 3 pessoas são incluídos ao mesmo tempo. Uma determinada dose é administrada a todos os 3 indivíduos se não for observada nenhuma situação de toxicidade limitante da dose (DLT). A DLT é definida como a ocorrência de um evento adverso clinicamente significativo ou a ocorrência de um valor laboratorial fora da faixa normal (evento adverso de grau 3 ou 4), que não pode ser atribuído à progressão da doença, doença intercorrente ou outros medicamentos.

Se nenhuma situação de DLT for observada nesses três indivíduos, a dose poderá ser aumentada para o próximo nível e incluir mais três indivíduos, e assim por diante. Se ocorrerem duas ou mais situações de DLT, o aumento deve ser interrompido e a dose administrada é definida como a dose máxima administrada (MAD). Se isso acontecer na avaliação das 3 primeiras pessoas que participam do estudo, você deve incluir mais 3 pessoas, mas elas tomarão uma dose menor.

Se você encontrar 1 DLT em um grupo de 3 pessoas, deverá incluir mais 3 pessoas no estudo e, se não encontrar nenhuma DLT, poderá aumentar para a próxima dose e incluir mais 3 pessoas. Se você encontrar 1 ou mais DLTs (no segundo grupo de 3 pessoas incluídas após o aparecimento de 1 DLT), deverá interromper o escalonamento da dose e a dose administrada será definida como MAD (36).

A dose máxima na qual ocorreu 0 ou 1 DLT, após a administração a 6 indivíduos, é considerada a dose máxima tolerável (MTD) e é geralmente recomendada para uso em estudos clínicos de fase 2 (36).

Existem outros tipos de desenhos de estudos de Fase 1, em especial aqueles incluídos em programas de desenvolvimento acelerado, por exemplo, no campo da oncologia. Nesses desenhos, a fase de titulação da dose é mais rápida e os aumentos de dose são realizados na mesma pessoa.

Em resumo, do ponto de vista do **desenho do estudo**, os estudos de Fase 1 são estudos não comparadores, nos quais os participantes são incluídos gradualmente, em uma tentativa de minimizar as preocupações com a segurança.

Com relação à **população**, ou seja, as pessoas incluídas nos estudos de Fase 1, já mencionei que nem sempre é ético incluir pessoas voluntárias saudáveis, dado o perfil de segurança de alguns medicamentos. Uma questão muito importante para a validade dos resultados dos estudos de fase 1 é que as pessoas voluntárias saudáveis incluídas geralmente são jovens, homens e brancos. Esse viés de seleção questiona a validade externa dos resultados, sabendo que, na maioria das doenças, as pessoas são mais velhas e que os medicamentos serão administrados a todas as pessoas, independentemente de sexo, identidade de gênero, cor da pele, ascendência ou cultura (39).

Em 1977, a FDA emitiu uma diretriz que excluía "mulheres em idade fértil" dos estudos clínicos de fase 1 e 2 (40). Essa definição incluía todas as mulheres capazes de engravidar, independentemente de sua atividade sexual, uso de contraceptivos, orientação sexual, possível infertilidade do parceiro ou desejo de engravidar. Esse padrão foi baseado na proteção das mulheres contra os possíveis efeitos teratogênicos dos medicamentos em desenvolvimento. Entretanto, vários estudos indicaram que esse efeito também pode ocorrer por meio do esperma (41,42).

Essa proibição vigorou até 1993, e muitos medicamentos entraram no mercado após um processo de pesquisa clínica no qual as mulheres estavam claramente sub-representadas (43). Em 1993, a FDA revisou sua posição e recomendou que os estudos clínicos incluíssem tanto homens quanto mulheres, em número adequado para permitir a detecção de diferenças significativas entre os sexos em termos de resposta farmacológica (44). Apesar dessa diretriz, a participação igualitária das mulheres está longe de ser uma realidade.

Especificamente com relação aos estudos de Fase 1, um estudo publicado por *Pinnow et al.* (45) estima que apenas 30,6% das pessoas que participam de estudos de fase 1 são mulheres, e 34,1% dos estudos de fase 1 são exclusivamente de participantes do sexo masculino.

Portanto, há um claro viés associado não apenas ao gênero, mas também à idade, cor da pele, ascendência e cultura (46). Esse viés é grave, pois foi estabelecido que há diferenças na fisiologia, fisiopatologia e padrões de expressão gênica entre pessoas de diferentes idades, entre homens e mulheres, entre pessoas com diferentes identidades de gênero e de diferentes regiões geográficas (47). Assumindo as diferenças acima, é de se esperar que o perfil farmacocinético e farmacodinâmico, a dose e o perfil de segurança sejam diferentes de acordo com a idade, o sexo, a identidade de gênero, a ascendência e o histórico sociocultural, portanto, é essencial que todos os indivíduos possam ser incluídos nos estudos clínicos, a partir da fase 1 (48).

Exemplos de estudos de fase 1

Os estudos apresentados são estudos reais e as informações foram extraídas do registro *clinicaltrials.gov*. Embora o exemplo omita o nome do medicamento testado, as referências bibliográficas associadas fornecem acesso ao estudo.

Título original que omite o nome do medicamento: *A Phase 1, Open-Label, Non-Randomized, 2-Period, Fixed Sequence, Study to Assess the Absolute Bioavailability and Fraction Absorbed of 'drug A' in Health Male Subjects*) (49).

Características do estudo

- Tipo de estudo: Intervencionista, de **braço único, não comparativo**.
- Intervenção: Medicamento para o tratamento de diabetes tipo 2.
- Amostra: **8 participantes**.
- Randomização: **Não**.
- Cegamento: **Aberto**.
- Duração: Até a última avaliação de acompanhamento, **27 dias**.
- *Endpoint* primário: Área sob a curva do **perfil de concentração sérica-tempo**, do tempo zero até o momento da última concentração mensurável (Dose normalizada para 1 mg) - medida dos níveis médios de concentração plasmática do medicamento após a administração da dose. Biodisponibilidade oral absoluta.
- *Endpoints* secundários (exemplos): Tempo até o pico de concentração; meia-vida de eliminação; volume aparente de distribuição; número de participantes que registraram

eventos adversos; número de participantes que interromperam o estudo devido a eventos adversos.

- - Critérios de elegibilidade:
  - Critérios de inclusão:
    - **Indivíduos saudáveis do sexo masculino com idade entre 18 e 65 anos.**
    - Índice de Massa Corporal (IMC) de 17,5 a 30,5 kg/m^2; e peso corporal total > 50 kg.
  - Critérios de Exclusão (apenas alguns dos critérios são apresentados):
    - Evidência ou histórico de doença hematológica, renal, endócrina, pulmonar, gastrointestinal, cardiovascular, hepática, psiquiátrica, neurológica ou alérgica clinicamente significativa (incluindo alergias a medicamentos, mas excluindo alergias sazonais assintomáticas não tratadas).
    - Um exame de urina positivo para drogas de abuso ou drogas recreativas.
    - Resultados positivos para antígeno de superfície da hepatite B (HBsAg), anticorpo contra o vírus da hepatite C (HCV Ab) ou vírus da imunodeficiência humana (HIV).
    - Histórico de abuso de álcool ou consumo excessivo de álcool e/ou qualquer outro uso ou dependência de drogas ilícitas.
    - Fumantes atuais e aqueles que fumaram qualquer substância nos últimos 12 meses.

Esse é um projeto típico de estudo de fase 1. É um estudo de um medicamento antidiabético, administrado por via oral e intravenosa, com o objetivo de caracterizar o perfil farmacocinético e avaliar a segurança em doses predeterminadas.

Ele inclui apenas 8 indivíduos que são avaliados após a ingestão do medicamento por via oral e, posteriormente, após a administração intravenosa.

Todos os indivíduos testados eram do sexo masculino. Suas idades variavam de 18 a 65 anos e não havia menção explícita à cor da pele ou à ascendência nos critérios de elegibilidade. Entretanto, os 8 participantes incluídos eram brancos e tinham idades entre 25 e 55 anos.

Os critérios de elegibilidade excluem indivíduos obesos com IMC > 30,5 kg/m2, excluem indivíduos com patologias de qualquer tipo e excluem fumantes.

Os critérios de elegibilidade devem ser analisados para garantir que os vieses que eles impõem não sejam significativos o suficiente para comprometer a validade externa. A maioria das pessoas com diabetes tem mais de 55 anos de idade, muitas são obesas, fumantes e têm doenças e fatores de risco concomitantes, e certamente incluem mulheres e pessoas de qualquer cor de pele, ascendência ou cultura. Estimar o perfil farmacocinético avaliando apenas homens brancos e relativamente jovens provavelmente levará a resultados que não podem ser extrapolados para a população-alvo.

Título original que omite o nome do medicamento: *A Phase 1 Study to Evaluate the Safety, Immunologic and Virologic Responses of 'X Therapy' in HIV-Infected Individuals on Suppressive Antiretroviral Therapy* (50).

Características do estudo

- Tipo de estudo: **Intervencionista**, sequencial com **escalonamento de dose**.
- Intervenção: Medicamento para HIV-1 (doses de 0,1, 0,3, 1,0, 3, 0, 10, 0, 0, 0, 30, 0, 100, 0, 0, 300,0 e doses múltiplas de 300,0 microgramas/quilograma (µg/kg)).
- Amostra: 21 participantes.
- Randomização: **Não**.
- Cegamento: **Aberto**.
- Duração: Até 77 dias.
- Objetivo primário: Número de pacientes com eventos adversos e eventos adversos graves entre a primeira e a última avaliação do estudo.
- Objetivos secundários (exemplos): Pico de concentração plasmática; tempo até o pico de concentração; tempo de meia-vida.
- Critérios de elegibilidade:
  - Critérios de inclusão:
    - Capacidade e vontade do indivíduo de dar consentimento informado por escrito.
    - Infecção por HIV-1, documentada por qualquer teste rápido de HIV aprovado (...).
    - Regime de TARV potente, estável e contínuo ≥ 24 meses antes da inclusão.
    - RNA plasmático do HIV-1 < 50 cópias/mL em dois momentos nos 12 meses anteriores à inclusão e nunca ≥ 50 cópias/mL em dois momentos consecutivos nos últimos 24 meses.
    - Função orgânica adequada com base em parâmetros laboratoriais aceitáveis.

- o Critérios de exclusão (apenas alguns dos critérios são apresentados):
  - **Mulheres em idade fértil, ou seja, qualquer mulher que tenha tido menarca e não tenha se submetido à esterilização cirúrgica ou à menopausa.**
  - História ou outras evidências de doença grave, imunodeficiência que não seja HIV, (...).

Esse é um projeto de estudo típico para determinar a dose de um novo medicamento e avaliar seu perfil de segurança.

Ele inclui 21 participantes, sem referência a sexo ou gênero. No entanto, os critérios de exclusão afirmam que "mulheres em idade fértil, definidas como qualquer mulher que tenha tido menarca e não tenha se submetido à esterilização cirúrgica ou à menopausa" não podem participar, o que efetivamente exclui quase todas as mulheres em idade adulta. De fato, esse estudo acabou incluindo apenas homens.

Os vieses nos critérios de elegibilidade podem ser tanto explícitos, como quando se menciona que somente homens podem participar, quanto implícitos, como nesse caso.

Capítulo 18 - Ensaios clínicos de Fase 2

Os estudos de Fase 2 são projetados para avaliar se o medicamento em avaliação tem a eficácia potencial para justificar a passagem para estudos clínicos maiores, os estudos de Fase 3. Ao mesmo tempo, os estudos de Fase 2 aumentarão as informações de segurança disponíveis e avaliarão a dose ideal, levando em conta a segurança, mas também a relação dose-resposta.

Os estudos de Fase 2 geralmente são controlados e, muitas vezes, randomizados, e são realizados com um número relativamente pequeno de pessoas com a doença que está sendo avaliada (de algumas dezenas a algumas centenas).

Esses estudos usam a dose anteriormente considerada segura, em uma tentativa de avaliar sua tolerabilidade em um número maior de pessoas e, ao mesmo tempo, sua eficácia. Assim, os objetivos mais característicos dos estudos de Fase 2 são a avaliação da segurança, da eficácia e da dose, buscando estabelecer de forma mais definitiva as doses ideais, que serão então utilizadas nos estudos de Fase 3. Os critérios de elegibilidade são geralmente restritos e a população incluída é muito homogênea.

Às vezes, é usada uma subdivisão em estudos de fase 2a e fase 2b. De acordo com essa segmentação, a fase 2a destina-se à avaliação da dose, incluindo pequenos grupos de participantes aos quais será administrada uma dose crescente do medicamento, avaliando a relação dose-resposta. A fase 2b inclui estudos destinados a avaliar a eficácia do medicamento em termos de sucesso no tratamento, prevenção ou diagnóstico de uma doença.

Os estudos de fase 2 devem ser projetados para minimizar o risco de exposição a um medicamento ineficaz ou tóxico. Portanto, eles geralmente são de curta duração ou têm análises intermediárias planejadas ao longo do tempo.

Em estudos de braço único, o grupo de pacientes é submetido ao novo medicamento que está sendo testado, sem grupo de controle. Esse desenho é usado principalmente em oncologia ou em situações de doenças graves para as quais não há alternativa terapêutica eficaz. Nessas situações, simplesmente avaliamos o número de pacientes com sucesso terapêutico e, em seguida, comparamos a taxa de sucesso com a de alternativas conhecidas (controle histórico) ou com as expectativas clínicas da situação, para decidir se devemos ou não passar para a fase 3.

Nos estudos comparativos, que geralmente são randomizados, o desenho é semelhante ao usado nos estudos de fase 3. A população de pacientes é designada aleatoriamente para um ou outro tratamento. A população de pacientes é designada aleatoriamente para o medicamento experimental ou para o grupo de controle, seja outro medicamento ativo ou um placebo. Embora semelhantes aos estudos de fase 3, esses estudos envolvem amostras menores e usam *endpoints* que podem ser avaliados em um curto espaço de tempo.

Outro desenho possível para estudos de fase 2 são estudos em que não há comparador ativo ou placebo, mas a população inscrita é designada aleatoriamente para dois ou mais medicamentos experimentais, e o melhor desempenho é selecionado para continuar o processo de pesquisa por meio de estudos adicionais de fase 2 ou 3.

Alguns desenhos menos convencionais foram usados para reduzir o tempo do processo de pesquisa sem comprometer a qualidade dos resultados.

Neste capítulo, descrevo três projetos do que são considerados protocolos *master* ou seja, protocolos únicos que avaliam várias hipóteses, intervenções e/ou situações clínicas (51): ensaios *"umbrella"*, ensaios *"basket"* e ensaios "plataforma".

Nos estudos *umbrella*, vários medicamentos experimentais, isolados ou em combinação, são usados para tratar uma doença/situação (chamada de "umbrella"). Por exemplo, os pacientes com câncer de pulmão podem ser incluídos em um estudo e subdivididos de acordo com as especificidades moleculares do tumor (biomarcadores) e atribuídos aleatoriamente a diferentes medicamentos experimentais.

Estudos de *"basket"* incluem pacientes com diferentes tipos de tumores com a mesma especificidade molecular (mesmo biomarcador), que são tratados com um medicamento experimental (o mesmo para todos os incluídos).

Em qualquer um desses desenhos, um dos braços do estudo pode ser transformado em um "subestudo" randomizado e controlado. Em outras palavras, os participantes com um determinado tipo de tumor e biomarcador podem ser randomizados para o medicamento do estudo ou para um comparador. A Figura 9 descreve a estrutura dos estudos gerais.

O principal ponto forte dos estudos *"umbrella"* é a sua flexibilidade, o que significa que, quando um dos biomarcadores é raro, ele ainda pode ser incluído nos outros braços, permitindo que novos braços de estudo sejam adicionados ou que os existentes sejam retirados.

Os principais pontos fracos são a possibilidade de atrasos ou de amostras muito pequenas se uma das doenças for rara, ou se o biomarcador for raro, e também o fato de não haver um braço de comparação para validar os resultados.

Figura 9 - Ensaios *"umbrella"*.

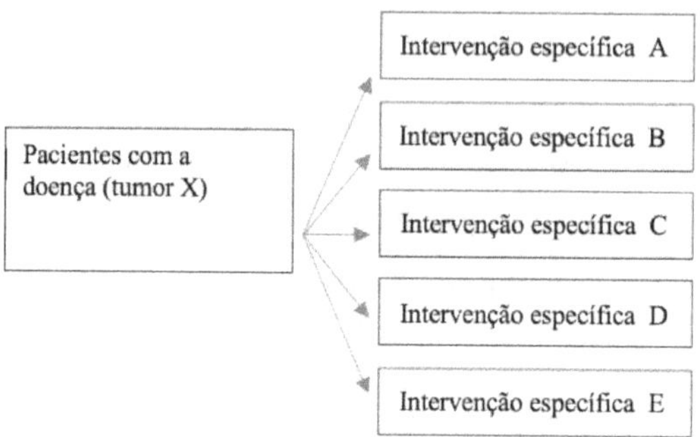

O principal ponto forte dos estudos *"basket"* é a possibilidade de transferir resultados de estudos semelhantes em outras doenças, e eles são mais eficientes do que estudos separados para cada doença, pois usam um único protocolo e logística. Os principais pontos fracos são semelhantes aos dos estudos *"umbrella"*. A Figura 10 descreve a estrutura dos estudos *"basket"*.

Em termos comparativos, os pacientes em estudos *"umbrela"* têm uma única doença e podem ser divididos em subgrupos com base em fatores de risco, enquanto os pacientes em estudos *"basket"* têm várias doenças com um fator unificador comum (biomarcador ou fator de risco), e as diferentes doenças podem formar subgrupos para análise. Em ambos os tipos de estudos, pode haver grupos de comparação e, nesse caso, pode haver randomização. O controle pode ser outro medicamento ativo ou placebo (52).

Figura 10 - Ensaios *"basket"*.

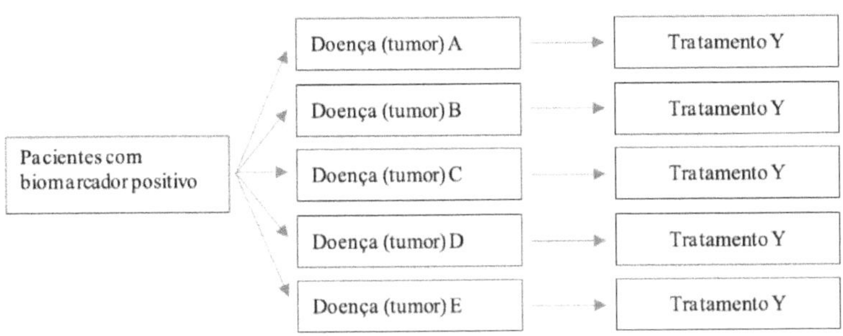

Os ensaios de "plataforma" são estudos que avaliam várias intervenções em relação a um grupo de controle fixo. Nesse projeto, são predefinidas condições adaptativas que permitem a remoção de intervenções que se mostram ineficazes ao longo do tempo e a adição ou relaxamento de outras (53).

Como já mencionei, os critérios de elegibilidade para estudos de fase 2 são muitas vezes restritivos, levando à avaliação de populações muito homogêneas. Embora, por um lado, isso possa ser justificado pela necessidade de aumentar a validade interna, dado o pequeno número de participantes, por outro lado, a inclusão de indivíduos muito homogêneos compromete a validade externa dos resultados, ou seja, sua extrapolação para a população real que poderia se beneficiar da intervenção que está sendo avaliada.

Exemplos de estudos de fase 2

Os estudos apresentados são estudos reais e as informações foram extraídas do registro *clinicaltrials.gov*. Embora o nome do medicamento testado seja omitido no exemplo, a referência bibliográfica associada permite o acesso ao estudo por meio do site.

Título original omitindo o nome do medicamento: *A Phase 1-2 Study to Assess the Safety and Efficacy of 'drug Y' in Combination With drug A or drug B in Patients With Metastatic Melanoma* (54)

Características do estudo

- Tipo de estudo: **Intervencionista**, de braço único, não comparativo.
- Intervenção: Medicamento em avaliação para o tratamento de melanoma, usado em associação com outro medicamento.
- Amostra: 53 participantes.
- Randomização: Não.
- Cegamento: **Aberto**.
- Duração: Até a última avaliação de acompanhamento, 12 meses.
- Desfecho primário: Taxa de **resposta objetiva**, usando os critérios RECIST v1.1.
- Objetivos secundários (exemplos): Tempo de sobrevida livre de progressão; tempo de sobrevida global; eventos adversos e eventos adversos graves.
- Critérios de elegibilidade (exemplos):
    - Critérios de inclusão:
        - Indivíduos com 18 ou mais anos.
        - Melanoma metastático confirmado histologicamente com doença mensurável, estágio III ou estágio IVA, IVB ou doença IVC.
        - Progressão sintomática ou radiográfica durante ou após o tratamento com o

"medicamento X" administrado como monoterapia ou em combinação.

- Mulheres em idade fértil e homens devem concordar em usar métodos contraceptivos eficazes desde a inscrição, durante todo o período de tratamento do estudo e até pelo menos 90 dias após a última dose.

o Critérios de exclusão (apenas alguns dos critérios são apresentados):

- Pacientes que receberam tratamento sistêmico com o "medicamento Z" nos 6 meses anteriores à entrada no estudo.
- Pacientes com doença autoimune ativa que exija terapia modificadora da doença.
- Pacientes com qualquer forma de imunodeficiência primária ou secundária ativa.
- Pacientes com infecções sistêmicas ativas que exijam antibióticos ou hepatite A, B ou C ativa.
- Pacientes com diagnóstico conhecido de infecção pelo vírus da imunodeficiência humana (HIV).
- Mulheres grávidas ou que estejam amamentando.

Este é um projeto típico de estudo de fase 2. É um estudo de um medicamento para o tratamento de melanoma avançado. É um estudo aberto no qual o novo medicamento é usado em combinação com dois outros medicamentos já em uso. A comparação é feita entre pacientes que usam o novo medicamento em combinação com cada um dos outros medicamentos.

É importante ressaltar que o objetivo desse estudo é avaliar a eficácia do novo medicamento em cada uma das combinações, por meio da taxa de resposta, mas também da sobrevida livre de progressão e da sobrevida global. O objetivo primário é aquele que pode ser alcançado no menor tempo possível (taxa de resposta). Com relação ao perfil dos participantes, a análise dos resultados do estudo mostrou que 62% eram do sexo masculino e 89% tinham pele branca (54).

Título original: *A Multicenter Phase 2 Study of the Glutaminase Inhibitor CB-839 in Combination With Paclitaxel in Patients With Advanced Triple Negative Breast Cancer (TNBC) Including Patients of African Ancestry and Non-African Ancestry* (55)

Características do estudo

- Tipo de estudo: **Intervencionista**, 4 braços, **comparativo**.
    - Coorte 1: Pacientes afrodescendentes que receberam 2 ou mais linhas de terapia prévia para doença metastática.
    - Coorte 2: Pacientes afrodescendentes que não receberam terapia prévia para doença metastática.
    - Coorte 3: Igual à coorte 1, mas em pacientes de ascendência não africana.
    - Coorte 4: Igual à Coorte 2, mas em pacientes de ascendência não africana.
- Intervenção: Medicamento em avaliação para o tratamento de pacientes com câncer de mama triplo negativo, usado em combinação com outro medicamento.
- Amostra: 52 participantes.

- Randomização: Não.
- Cegamento: **Aberto**.
- Duração: Até a última avaliação de acompanhamento, 12 meses.
- Objetivo primário: Taxa de resposta geral, usando os critérios RECIST v1.1.
- Objetivos secundários (exemplos): Tempo de sobrevida livre de progressão; tempo de sobrevida global.
- Critérios de elegibilidade (exemplos):
  - Critérios de inclusão:
    - Mulheres com 18 anos ou mais.
    - Câncer de mama avançado triplo-negativo.
    - As participantes devem se identificar como afrodescendentes (inclusive afro-americanos) para inclusão nas coortes 1 e 2.
    - Nenhum tratamento sistêmico anterior para doença avançada ou metastática para inclusão nas coortes 2 e 4.
    - 2 ou mais linhas anteriores de tratamento sistêmico para doença avançada ou metastática, incluindo um taxano, para inclusão nas coortes 1 e 3.

Esse estudo foi projetado para avaliar o mesmo regime de tratamento em mulheres com câncer de mama triplo-negativo avançado que receberam e não receberam tratamentos sistêmicos anteriores, subdividindo os objetivos para avaliar especificamente as mulheres que se identificam como afrodescendentes e as que não se identificam. Esse é um exemplo de estudo que visa a fornecer evidências específicas para um grupo minoritário/vulnerável.

Esse tipo de estudo direcionado especificamente a grupos minoritários/vulneráveis, em relação a doenças comuns que afetam a todos, é uma etapa muito importante para a igualdade e a inclusão na saúde em geral. Deve-se observar que esse estudo não realiza apenas análises estatísticas por subgrupos, nem esses subgrupos são os alvos do estudo.

Capítulo 19 - Ensaios clínicos de Fase 3

Os estudos de Fase 3 são projetados para avaliar a eficácia de uma intervenção terapêutica em amostras maiores e por um período de tempo mais longo do que os usados nos estudos de Fase 2.

Os estudos de Fase 3 são estudos comparativos que avaliam os resultados da intervenção que está sendo estudada em comparação com outras intervenções conhecidas ou com placebo. Sempre que possível, eles são randomizados e cegos. O número de pessoas incluídas pode variar de dezenas a milhares.

Randomização

A randomização é um método usado para dividir de forma aleatória e imprevisível as pessoas que participam de um estudo clínico nos diferentes braços (grupos) do estudo. Um braço ou grupo é cada uma das terapias que estão sendo testadas, seja a que motiva o estudo ou as usadas como comparadores. Assim, um estudo de dois braços é aquele em que uma intervenção em avaliação é comparada a um único comparador, que pode ser outra terapia ativa ou um placebo, se não houver terapia com eficácia comprovada na indicação que está sendo avaliada. Um estudo de três braços tem um grupo que será submetido à intervenção experimental e dois grupos que serão controles, ou vice-versa. A distribuição de participantes entre os diferentes braços do estudo pode ser igual, ou seja, ter o mesmo número de pacientes em cada braço (descrita como 1:1 se o estudo tiver dois braços ou 1:1:1 se o estudo tiver três braços, e assim por diante), mas também pode ser assimétrica, com mais pessoas no braço experimental do que no braço de comparação, por exemplo, 2:1, o que significa que haverá duas pessoas incluídas no braço experimental para cada uma pessoa incluída no braço de controle. O principal motivo para uma distribuição assimétrica é a avaliação inerente do risco-benefício dos medicamentos ou intervenções em questão.

A randomização por geração de números aleatórios (realizada por sistemas de computador) permite que as pessoas sejam alocadas entre os braços do estudo de forma aleatória e não previsível, ou seja, o fato de uma pessoa ir para um dos grupos não prevê para onde a próxima pessoa irá.

No caso de uma randomização simples e uma proporção igual entre dois grupos (1:1), metade das pessoas será aleatoriamente designada para a intervenção A e metade para a intervenção B, mas pode acontecer que, quando 300 pessoas forem incluídas, as primeiras 100 pessoas permanecerão no grupo A. Isso não será um problema se o estudo for conduzido de forma aleatória. Isso não será um problema se o estudo incluir toda a amostra pretendida e todos os indivíduos concluírem os períodos de avaliação estipulados, mas se o estudo for interrompido precocemente ou, por algum motivo, não incluir todos os 300 indivíduos, os resultados serão afetados pela possibilidade de os primeiros indivíduos estarem todos no grupo A.

A **randomização em bloco** evita esse tipo de distribuição. No exemplo acima, se a randomização em blocos tivesse sido usada, os participantes teriam sido designados aleatoriamente para a intervenção A e a intervenção B, metade para cada uma, mas em grupos (blocos). Os blocos devem ser sempre maiores que 2, múltiplos do número de intervenções (nesse caso, múltiplos de 2) e divisores da amostra total (nesse caso, 300). Se considerarmos blocos de 6, teríamos 50 blocos para este estudo, nos quais sempre haveria 3 pessoas randomizadas para a intervenção A e 3 pessoas randomizadas para a intervenção B.

A randomização permite evitar vieses de seleção inerentes a uma escolha feita por pesquisadores ou pacientes. Além disso, a randomização permite que as características dos participantes sejam igualmente distribuídas entre os braços do estudo, ou seja, desde que a amostra seja grande o suficiente, a porcentagem de mulheres nos braços do estudo provavelmente será semelhante, a idade média será semelhante, a gravidade da doença será semelhante e assim por diante. A randomização nos permite equilibrar entre os grupos de estudo não apenas as características que conhecemos e prevemos que podem influenciar os resultados, mas também aquelas que não conhecemos ou não avaliamos.

Estratificação

Estratificar uma amostra de estudo clínico significa subdividir as pessoas em grupos antes de atribuí-las aleatoriamente a diferentes intervenções. Por exemplo, as pessoas em um determinado estudo podem ser estratificadas de acordo com a gravidade de sua doença e se receberam ou não tratamento anterior, antes de serem aleatoriamente designadas para a intervenção experimental ou para o controle. Isso garante que haverá o mesmo número de pessoas com doença grave em cada braço do estudo e também o mesmo número de pessoas já expostas a outros tratamentos.

A estratificação é útil em amostras grandes quando se deseja analisar os resultados por subgrupos (de acordo com os estratos definidos) ou quando se prevê que a característica em questão pode ser um fator crítico para a resposta.

Desenhos de estudos

No capítulo anterior, apresentei os desenhos "*umbrella*", "*basket*" e "plataforma". Neste capítulo, descreverei os desenhos de estudo de fase 3 mais clássicos, a saber, o desenho "paralelo" e o desenho "*crossover*".

No desenho paralelo, dois ou mais grupos de participantes são acompanhados (Figura 11). No caso de um estudo randomizado, os indivíduos elegíveis são designados aleatoriamente para os diferentes braços do estudo (medicamento(s) em teste e controle(s)) e acompanhados durante o período de avaliação estipulado.

No **desenho cruzado (*crossover*)**, os indivíduos elegíveis são inicialmente designados para os braços do estudo, geralmente dois, como em um estudo de desenho paralelo (Figura 12), e em uma segunda fase mudam do braço X para o braço Y e vice-versa. Dependendo da intervenção, pode ser necessário um período de *washout* entre os dois.

Em comparação com os estudos com um **desenho paralelo**, os estudos com um desenho cruzado têm a vantagem de que as pessoas são comparadas com elas mesmas quando são expostas à intervenção X e à intervenção Y. Como as pessoas são avaliadas em dois momentos, a amostra do estudo pode ser menor. Por outro lado, a duração do estudo será maior, pois consiste em dois períodos de avaliação consecutivos.

A principal limitação do uso de desenhos cruzados é que eles só podem ser considerados quando se trata de uma doença que é estável ao longo do tempo e cujo tratamento não tem efeitos curativos ou modificadores sobre a própria doença, pois nesse caso as pessoas não estariam nas mesmas circunstâncias no início da segunda parte do estudo (após o cruzamento). Os desenhos cruzados foram aplicados em estudos, por exemplo, na prevenção de asma ou enxaqueca, em alguns estudos sobre diabetes tipo 2 ou hipertensão.

Figura 11 - Estudos paralelos.

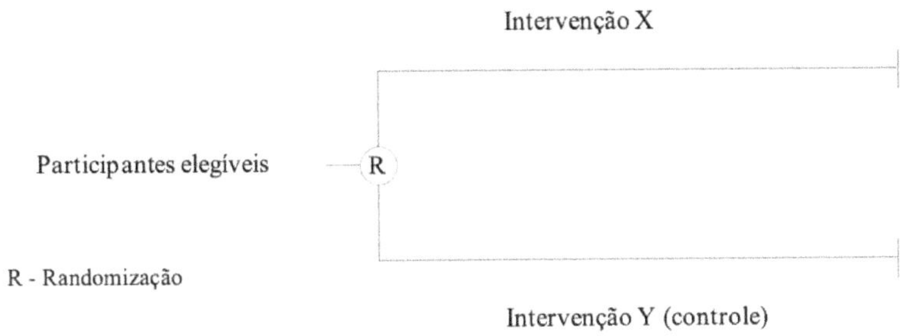

Figura 12 - Estudos em cruzado.

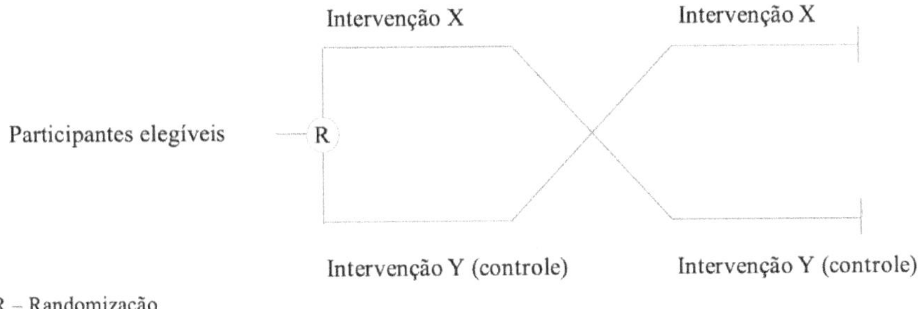

Além desses desenhos, há outros que são variações dos já apresentados, como:

Desenho sequencial, no qual uma sequência específica de medicamentos, administrados em ordens diferentes, é avaliada;

Desenho fatorial (56), no qual os indivíduos podem tomar todas as intervenções simultaneamente, apenas uma delas ou nenhuma delas, e os resultados são analisados em todas as combinações possíveis, como mostra a figura 13, para um desenho fatorial com dois medicamentos, X e Y, e um placebo, 0.

Figura 13 - Ensaios com desenho fatorial.

	Randomização para tratamento Y		
	Sim (Y)	Não (0)	
Randomização para tratamento X			
Sim (X)	Ambos X e Y (XY)	Só X (X0)	Todos os X (XY e X0)
Não (0)	Só Y (Y0)	Nem X nem Y (00)	Não X (Y0 e 00)
	Todos os Y (XY e Y0)	Não Y (X0 e 00)	

Outro tipo de desenho, que pode ser muito útil na medicina personalizada, é o chamado desenho **n=1**. Esses estudos envolvem uma única pessoa que recebe uma intervenção e um controle, que pode ser nenhuma intervenção ou um placebo.

Se considerarmos que N é nenhuma intervenção, P é placebo e X é o medicamento testado, podemos ter os seguintes tipos de estudo n=1, cuja sequência pode ser pré-especificada ou randomizada:

- N-X (desenho quase-experimental, não demonstra associação)
- N-P-N (desenho experimental, avaliação do efeito placebo)
- N-X-N (desenho experimental, avaliação do medicamento)
- N-P-X-P-X-N (desenho experimental, avaliação do medicamento *versus* placebo)

Se, em um desenho n=1 no qual a pessoa é sucessivamente exposta ao medicamento e ao controle, for demonstrado que há melhora no período do medicamento e nenhuma melhora no período do placebo ou sem tratamento, a associação de causa e efeito foi demonstrada.

População

Nos estudos de Fase 3, os critérios de elegibilidade são geralmente mais amplos do que aqueles que usamos nos estudos de Fase 2. Nos últimos anos, tem havido uma tendência de tornar os critérios de elegibilidade menos restritivos, permitindo a inclusão de indivíduos mais diversificados, o que possibilita maior validade externa dos resultados e maior aplicabilidade clínica. À medida que a heterogeneidade das pessoas testadas aumenta, os estudos às vezes têm menos validade interna, pois os possíveis fatores de confusão tendem a aumentar.

A importância da diversidade e da inclusão em estudos clínicos

Com base no fato de que pessoas diferentes podem se expressar, evoluir e reagir de forma diferente ao tratamento da mesma doença, é fundamental que os estudos clínicos reflitam a diversidade da prática clínica real.

Com relação aos ensaios clínicos, alguns aspectos fundamentais da diversidade humana têm sido fatores de exclusão (ou menor inclusão) de determinados grupos populacionais e, em algumas situações, as doenças em questão são ainda mais prevalentes nesses mesmos grupos. Essa exclusão sistemática tem duas consequências diretas: em primeiro lugar, impede que os benefícios dos avanços científicos sejam equitativos e transversais e, em segundo lugar, nos dá uma falsa sensação de conhecimento, não aplicável a todos, o que pode levar a práticas prejudiciais.

Os principais fatores que podem influenciar o risco de doenças, os resultados de saúde e a resposta ao tratamento são (5):

- Idade;
- Sexo designado no nascimento;
- Gravidez;
- Experiências de vida (negativas, como estresse psicossocial e falta de recursos básicos, ou positivas, como oportunidades educacionais e de emprego);
- Comportamentos prejudiciais à saúde (por exemplo, uso de substâncias psicoativas, estilo de vida sedentário, alimentação excessiva, comportamento sexual de risco);
- Comportamentos saudáveis (por exemplo, sono adequado, comportamentos preventivos, atividade física, alimentação saudável);
- Condições ambientais (por exemplo, poluição, acesso a serviços de saúde ou alimentos saudáveis, segregação de bairros);
- Variação genética e ancestralidade geográfica;
- Patologia médica subjacente ou presença de comorbidades.

Como vimos, os ensaios clínicos têm historicamente favorecido a inclusão de homens, pessoas de pele branca e com menos de 65 anos de idade, sem levar em conta a diversidade da população, as características da doença ou do tratamento. Essa disparidade no acesso tem consequências não apenas para a saúde da população, mas também para o próprio conhecimento científico.

Com base no fato de que os idosos são os mais afetados pelas doenças, é apropriado excluí-los dos testes clínicos de medicamentos dos quais eles poderiam se beneficiar? É claro que os idosos também têm mais comorbidades e provavelmente são polimedicados, mas esses fatores fazem parte da realidade e não devem ser motivo de exclusão. Além disso, é plausível supor que a metabolização de medicamentos possa ser diferente em pessoas mais velhas, razão pela qual devemos questionar a extrapolação dos resultados farmacocinéticos e farmacodinâmicos obtidos em estudos de fase 1 quando realizados exclusivamente em grupos de homens jovens.

Desde 1993, o *National Institutes of Health* emitiu várias diretrizes para proporcionar diversidade na inclusão de participantes de estudos, incluindo as seguintes *NIH Policy and Guidelines on the Inclusion of Women and Minorities as Subjects in Clinical Research* (57).

De acordo com um estudo publicado em 2018, que avaliou a inclusão de mulheres e pessoas de grupos minoritários em 107 estudos clínicos financiados pelo NIH realizados entre 2004 e 2009 nos Estados Unidos da América, em doenças que não eram específicas do sexo, a proporção de mulheres foi de 46%, com mulheres representando menos de 30% dos participantes em 15% dos estudos e menos de 15% em 7% dos estudos (58).

Um estudo publicado em 2020 constatou que, em uma análise de 143 estudos clínicos (290.000 participantes) que levaram à aprovação pela FDA de 35 medicamentos cardiometabólicos entre janeiro de 2008 e dezembro de 2017, as mulheres representavam apenas 36% da população participante (e apenas 30% nos estudos realizados na América do Norte), enquanto representam mais de 50% da população nos Estados Unidos (59).

Em abril de 2022, a FDA publicou *"Diversity Plans to Improve Enrollment of Participants From Underrepresented Racial and Ethnic Populations in Clinical Trials"*, um documento que visa estabelecer metas e objetivos para que a grande maioria das pessoas incluídas em estudos clínicos seja não branca, levando em conta a sub-representação de afro-americanos, hispânicos/latinos, nativos americanos, asiáticos e nativos do Havaí em estudos realizados nos Estados Unidos (60,61).

De acordo com dados publicados em 2019 sobre 230 estudos clínicos de oncologia realizados nos Estados Unidos entre 2008 e 2018, a porcentagem de pessoas com pele negra incluída foi de 2,9% em 2008 e 3,6% em 2018 (62).

Muitos dos estudos avaliam "*raça*", "etnia" ou nacionalidade como se fossem a mesma coisa, o que dificulta a extrapolação dos resultados e sua interpretação.

Quanto à inclusão de pessoas pertencentes a minorias sexuais, minorias de gênero ou grupos socioeconomicamente desfavorecidos, a grande maioria dos estudos clínicos nem sequer leva em conta essas variáveis, o que torna impossível avaliá-las.

Exemplos de estudos de fase 3:

Os estudos apresentados são estudos reais e as informações foram extraídas do registro *clinicaltrials.gov*. Embora o exemplo omita o nome do medicamento testado, a referência bibliográfica associada permite o acesso ao estudo por meio do site.

Título original omitindo o nome do medicamento: *Comparative Efficacy of 'Drug T' Versus 'Drug A' on Blood Viscosity in Peripheral Artery Disease (PAD) Patients With Type 2 Diabetes (T2D)* (63)

Características do estudo

- Tipo de estudo: Intervencionista, randomizado, triplo-cego, com desenho cruzado de três braços.
- Intervenção: "fármaco A" + " fármaco T" placebo versus " fármaco T" + " fármaco A" placebo versus " fármaco A" + " fármaco T".

- Desenho do estudo: (Figura 14).

Figura 14 - Desenho adaptado do protocolo do estudo (76).

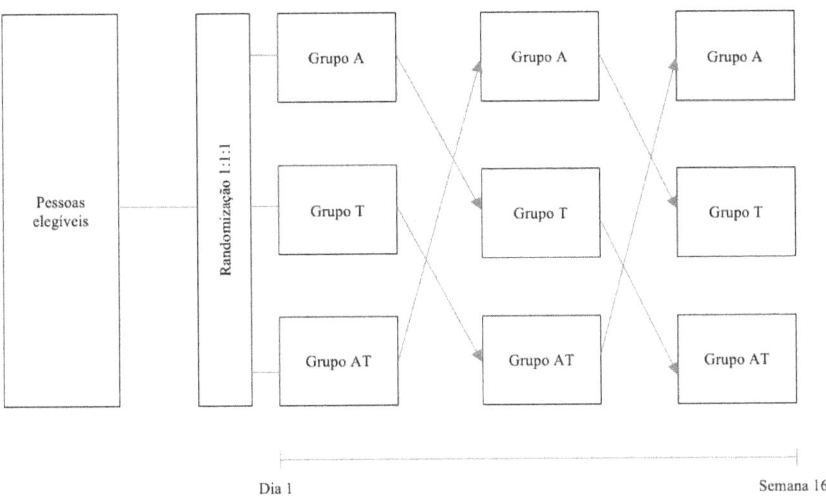

- Amostra: 70 participantes.
- Randomização: Sim.
- Cegamento: **Triplamente cego** (participantes, pesquisadores e médico responsável pelo tratamento); ***double-dummy***.
- Duração: Até a última avaliação de acompanhamento, 16 semanas.
- Objetivo principal: Alteração média na viscosidade do sangue (*baseline* vs. semana 16).
- Objetivos secundários (exemplos): Alteração média na pressão arterial; eventos adversos e eventos adversos graves.
- - Critérios de elegibilidade (exemplos):
  - Critérios de inclusão:
    - Assinatura do consentimento informado.
    - **Mulheres ou homens com 18 ou mais anos.**

- Diabetes mellitus tipo 2.
- Doença arterial periférica sintomática.
  - Critérios de Exclusão (apenas alguns dos critérios são apresentados):
    - Diabetes tipo 1, ou diabetes mal controlado (...).
    - Hipertensão não controlada (...).
    - Insuficiência cardíaca NYHA grau III ou IV.
    - Histórico de doença hepática grave (...).
    - Histórico de hemorragia intracraniana.
    - Histórico de hemorragia intracraniana.
    - Pessoas com anemia.
    - Pessoas que tenham doado sangue ou recebido transfusões nos 3 meses anteriores à inclusão no estudo.
    - Mulheres que não tenham usado pelo menos um método anticoncepcional altamente eficaz por pelo menos um mês antes do início do estudo, ou que não estejam dispostas a usar tal método durante o tratamento e por mais 15 semanas após a conclusão do tratamento, a menos que tenham sido esterilizadas cirurgicamente ou estejam na pós-menopausa (...).
    - Mulheres grávidas ou amamentando ou que planejam engravidar durante o estudo e/ou por até 15 semanas após o término do tratamento.
    - Indivíduos que, na opinião da equipe de pesquisa, provavelmente não estarão disponíveis para realizar todos os

- procedimentos e visitas exigidos pelo protocolo.
- Histórico ou evidência de outras condições médicas que, na opinião da equipe de pesquisa ou da organização patrocinadora do estudo, possam colocar em risco a segurança do indivíduo ou interferir no estudo.
- Não confiáveis como participante, na opinião da equipe de pesquisa (por exemplo, abuso de álcool ou drogas, ou psicose).

Esse estudo de fase 3 avaliou a eficácia de dois medicamentos separadamente e em combinação para modificar a viscosidade do sangue em pacientes com diabetes tipo 2 e doença arterial periférica. O objetivo do estudo era ter critérios inclusivos, incluindo 45% de mulheres, uma idade média de 72 anos, 32% de caucasianos e 59% de hispânicos. (63).

É importante ressaltar que vários critérios de inclusão são deixados a critério da equipe de pesquisa, permitindo que as pessoas sejam excluídas com base no argumento de que "não são confiáveis como participantes" ou "não se espera que cumpram todas as avaliações". Esses critérios não são apenas ambíguos, mas promovem a exclusão das pessoas mais desfavorecidas, exacerbando as desigualdades. Ao mesmo tempo, critérios rigorosos relativos à possibilidade de concepção e gravidez foram estipulados para a inclusão de mulheres, mas não havia tais critérios para os homens (possibilidade de concepção durante o estudo e possíveis efeitos do medicamento no sêmen).

Capítulo 20 - Ensaios Clínicos de Fase 4

Os estudos de fase 4 são estudos realizados depois que um medicamento já obteve a autorização de comercialização. Esses estudos geralmente envolvem grandes grupos de pessoas e têm um longo período de acompanhamento. O objetivo é avaliar a eficácia (ou efetividade) e a segurança a longo prazo, permitindo a detecção de efeitos raros (< 1:10.000) ou pouco frequentes. É importante observar que esses estudos são extremamente importantes porque, ao incluir grandes grupos de participantes, eles incluem (dependendo dos critérios de elegibilidade) pessoas de grupos minoritários e/ou com doenças raras.

Embora sejam chamados de ensaios clínicos, se pensarmos bem, os estudos de fase 4 geralmente são estudos observacionais, que avaliam a eficácia e a segurança dos medicamentos em condições reais, e os desenhos de estudos clínicos randomizados são menos comuns na fase 4.

Apesar do que foi dito acima, é importante observar que há estudos de fase 4 cujo desenho é típico de ensaios clínicos, sendo randomizados e cegos. Nesse caso, eles imitam os ensaios da Fase 3, mas usam medicamentos já comercializados.

Além de sua importância por permitir maior diversidade no tipo de pessoas estudadas, os estudos de Fase 4 também são muito importantes para identificar efeitos adversos raros e interações medicamentosas e não medicamentosas. Esses estudos são usados como fonte privilegiada de informações para estudos farmacoeconômicos, que são necessários para pedidos de reembolso de medicamentos.

O desenho e as características específicas dos estudos observacionais são descritos nos capítulos seguintes, portanto, um exemplo de um estudo de fase 4 randomizado e cego é apresentado abaixo (o estudo apresentado é um estudo real e as informações foram retiradas do registro *clinicaltrials.gov*).

Título original: *A Multicenter, Randomized, Double-Blind, Parallel Group, 52-Week Comparison of Asthma Control and Measures of Airway Inflammation in Subjects of African Descent Receiving Fluticasone Propionate/Salmeterol 100/50mcg DISKUS® BID or Fluticasone Propionate 100mcg DISKUS® BID Alone* (64)

Características do estudo

- Tipo de estudo: Intervencionista; 2 braços, comparativo.
- Intervenção: propionato de fluticasona/salmeterol versus propionato de fluticasona.
- Amostra: 479 participantes.
- Randomização: sim.
- Cegamento: duplo-cego.
- Duração: 62 semanas.
- Objetivo primário: Taxa de exacerbação da asma, por pessoa, por ano.
- Objetivos secundários (exemplos): Porcentagem de dias sem sintomas de asma.
- Critérios de elegibilidade (exemplos):
    - Critérios de inclusão:

- **Pessoas afrodescendentes entre os 12 e os 65 anos.**
- Histórico de asma por pelo menos 6 meses.
- Ter tomado uma dose baixa de um corticosteroide inalatório no mês anterior ao início do estudo.
  - Critérios de exclusão:
    - Histórico de asma com risco de vida.
    - Hospitalização por asma nos 3 meses anteriores ao estudo.

Esse ensaio clínico de fase 4 tem um desenho semelhante aos estudos de fase 3, sendo randomizado e duplo-cego. Outro aspecto que merece atenção é o fato de que esse estudo foi projetado especificamente para avaliar pessoas de ascendência africana, o que é fundamental para otimizar estratégias terapêuticas específicas em uma doença que tem alta prevalência nesse grupo.

Capítulo 21 – Outros Estudos de Intervenção

Em termos de metodologia, população e desenho do estudo, não há grandes diferenças entre os ensaios clínicos de medicamentos e os estudos de intervenção que avaliam intervenções não farmacológicas, que podem ser comparativos ou não comparativos, randomizados ou cegos. É claro que há técnicas que podem ser mais difíceis de aplicar nesses tipos de estudos, como o cegamento.

Vejamos alguns exemplos de estudos clínicos intervencionistas que não são ensaios de medicamentos (os estudos apresentados são estudos reais e as informações foram extraídas do registro clinicaltrials.gov):

Título original: *Exercise Intervention for Lesbian, Gay, Bisexual, and Transgender (LGBT) Cancer Survivors and Caregivers*(65)

Características do estudo
- Tipo de estudo: Intervencionista; 2 braços, comparação paralela.
- Intervenção: Exercício para sobreviventes de câncer realizado pela pessoa e pelo cuidador versus exercício realizado apenas pelo sobrevivente de câncer.
- Amostra: 140 participantes.
- Randomização: sim.

- Ocultação: aberta.
- Duração: 42 dias.
- Objetivo primário: Avaliar a eficácia de um programa de exercícios realizado pelo sobrevivente de câncer com o cuidador versus exercícios realizados apenas pelo sobrevivente de câncer.
- Critérios de elegibilidade (exemplos):
  - Critérios de inclusão:
    - Sobreviventes: Para serem incluídas no estudo, as pessoas sobreviventes de câncer devem:
      - Ter sido diagnosticadas com câncer (qualquer tipo de câncer, exceto os cânceres de células escamosas e basocelulares [cânceres de pele]) e ter concluído a cirurgia primária, a quimioterapia e/ou a radioterapia (aqueles em tratamento adjuvante em andamento ainda são elegíveis).
      - Identificar-se como lésbica, gay, bissexual ou transgênero, ou ter um parceiro romântico do mesmo sexo.
      - Ter uma pessoa cuidadora disposta a participar do estudo (definido como qualquer pessoa que tenha fornecido apoio emocional ou ajuda tangível durante a experiência de câncer da pessoa sobrevivente).
      - Ter 21 anos de idade ou mais.
      - Consentimento informado por escrito.

- Pessoas cuidadoras: As pessoas cuidadoras devem:
    - Ser indicado por uma pessoa sobrevivente de câncer.
    - Ter 21 anos de idade ou mais.
    - Consentimento informado por escrito.
  - Critérios de exclusão:
    - Limitações físicas (por exemplo, cardiorrespiratórias, ortopédicas) que impedem a participação em um programa de caminhada de intensidade baixa a moderada
    - Para pessoas cuidadoras, atualmente em tratamento ativo para doença neoplásica.

Este ensaio tem características que merecem sua atenção. O primeiro aspecto importante diz respeito aos objetivos e à lógica do próprio estudo. Trata-se de um estudo projetado especificamente para atender às necessidades de um grupo minoritário, que tem suas próprias especificidades em termos de lidar com o estresse de ser uma pessoa sobrevivente de câncer, agravado pelo estresse resultante da discriminação e das microagressões associadas ao fato de ser LGBTQIA+.

Um segundo aspecto importante diz respeito à metodologia do estudo. No texto do protocolo (65) tem uma descrição de como a amostra de participantes foi identificada e recrutada. Foi um processo complexo que envolveu várias estratégias simultâneas, as quais envolveram a identificação de indivíduos elegíveis por meio dos sistemas eletrônicos do serviço de oncologia, onde foi possível pesquisar simultaneamente "pessoas que concluíram o tratamento de câncer" ou "pessoas que estão passando por tratamento de câncer" e "pessoas que se identificam como LGBT". Ao mesmo tempo, a pré-triagem foi realizada por meio de encaminhamento direto pelas equipes clínicas do serviço de oncologia.

Como esse foi um processo de recrutamento difícil, a equipe de pesquisa optou por uma terceira estratégia, que foi anunciar diretamente o estudo por meio de sites, mídias sociais, jornais e folhetos. Com base nessa estratégia, os selecionados foram solicitados a indicar outros em uma estratégia chamada de bola de neve (veja abaixo).

Título original: *Improving Healthy Lifestyle Behaviors in Midlife Black Women to Lower Heart Disease Risk* (66)

Características do estudo

- Tipo de estudo: Intervencionista; 2 braços, comparação paralela.
- Intervenção: B-SWELL: Programa de bem-estar para redução do estresse em mulheres negras de meia-idade versus WE: Programa de bem-estar para mulheres negras de meia-idade.
- Amostra: 50 participantes.
- Randomização: Sim, randomização em blocos.
- Cegamento: Duplo cego.
- Duração: 8 semanas.
- Objetivo principal: Neste estudo, o objetivo é definido pela criação do próprio programa B-SWELL, e somente a hipótese define os parâmetros a serem avaliados.
- Hipótese: A hipótese baseia-se na suposição de que os participantes do programa B-SWELL (intervenção)

demonstram maior autoeficácia para gerenciar o estresse da vida em comparação com o grupo WE.

- Critérios de elegibilidade (exemplos):
  - Critérios de inclusão:
    - Mulheres de 40 a 64 anos que se identificam como negras ou afro-americanas.
    - Proficiência em inglês.
    - Capacidade de ouvir e falar bem o suficiente para participar de conversas cotidianas.
    - Acesso a um telefone com serviço de mensagens.
    - Acesso a WIFI.
    - Disposição para participar de todo o estudo.
  - Critérios de exclusão:
    - Imigração recente para os EUA.
    - Situação de prisão ou prisão domiciliária.
    - Gravidez.
    - Doença terminal (ou seja, câncer avançado, condição terminal, insuficiência renal que exija diálise).
    - Histórico de Alzheimer, demência ou doença mental grave (ou seja, ideação suicida, esquizofrenia ou depressão maior não tratada).

Embora o objetivo do estudo seja altamente relevante, uma vez que as ferramentas de apoio ao estresse e à gestão devem levar em conta as especificidades da população-alvo, é altamente improvável que os critérios de inclusão e exclusão definidos nesse estudo possam realmente identificar uma população homogênea com necessidades específicas e um contexto cultural distinto.

Parece que a equipe de pesquisa do estudo presumiu que "mulheres com idade entre 40 e 64 anos que se identificam como negras ou afro-americanas" provavelmente seriam socioeconomicamente desfavorecidas, socialmente desfavorecidas e até mesmo potencialmente encarceradas, já que os critérios de seleção incluem explicitamente "capacidade de ouvir e falar bem o suficiente para participar de conversas cotidianas [em inglês]", "acesso a um telefone com serviço de mensagens", "acesso a WIFI", ao mesmo tempo em que "prisão ou prisão domiciliar" é explicitamente declarado como um critério de exclusão. A maioria dos estudos clínicos não inclui pessoas presas, principalmente por causa das restrições éticas e legais envolvidas, mas não costumamos ver esse critério de exclusão.

Ao pensar em um estudo específico para uma população vulnerável, como parece ser o caso aqui, é essencial considerar cuidadosamente como as pessoas que participarão serão selecionadas, de modo que, por um lado, elas sejam as pessoas visadas pelo estudo e não um grupo diverso com apenas gênero, idade e cor da pele em comum e, por outro lado, os critérios de seleção não sejam escritos de forma preconceituosa ou discriminatória.

Uma última observação sobre uma questão metodológica: embora as características gerais do estudo mencionem que ele está sendo conduzido de forma duplo-cega, na realidade, de acordo com o texto do protocolo, é a equipe que coleta os dados e realiza a avaliação por telefone que está cega. É improvável que estudos que envolvam programas educacionais ou técnicas comportamentais permitam o cegamento dos participantes.

Seção V – Estudos Observacionais Real World Data

Capítulo 22 - Estudos observacionais - Conceito

Estudos clínicos observacionais são estudos nos quais, de forma sistemática e de acordo com um protocolo de pesquisa, uma determinada realidade é observada sem interferir nela. Pode ser definido como:

Estudo clínico sem intervenção:

- Os medicamentos são prescritos ou os dispositivos médicos são usados de acordo com as condições estabelecidas na autorização de comercialização ou no procedimento de avaliação de conformidade, respectivamente;
- A inclusão de participantes em uma estratégia terapêutica específica não é predeterminada por um protocolo de estudo, mas depende da prática atual;
- A decisão de prescrever o medicamento ou de usar um dispositivo médico está claramente dissociada da decisão de incluir ou não a pessoa no estudo;
- Nenhum outro procedimento complementar de diagnóstico ou avaliação é aplicado aos participantes e métodos epidemiológicos são usados para analisar os dados coletados.

Os estudos observacionais podem ter objetivos diferentes e, portanto, podem ser divididos em estudos epidemiológicos e estudos clínicos e farmacológicos. Os primeiros incluem estudos sobre doenças e determinantes da saúde, fatores de risco ou prevenção, enquanto os últimos incluem estudos sobre a eficácia e a segurança de medicamentos e intervenções terapêuticas, estudos sobre meios complementares de diagnóstico ou prognóstico.

Em termos de metodologia, os estudos observacionais podem ser comparativos ou não comparativos, ou seja, um único grupo de pessoas pode ser estudado (nesse contexto, um grupo de pessoas é chamado de "coorte") ou vários grupos podem ser estudados e comparados. Em termos de tempo, eles podem ser transversais ou longitudinais, e os últimos podem ser prospectivos ou retrospectivos.

O desenho de um estudo observacional depende de seus objetivos específicos. Em comparação com os estudos de intervenção, os estudos observacionais têm menor validade interna, mas maior validade externa. A validade interna é menor porque há menos controle sobre as pessoas participantes e elas são mais heterogêneos e diversos, o que significa que há mais fatores envolvidos que podem influenciar os resultados. Por outro lado, sua validade externa é maior, pois, ao incluir pessoas com características diversas, eles estão mais próximos da população como um todo, ou seja, as pessoas estudadas são mais parecidas com as pessoas para as quais vamos extrapolar os resultados.

Capítulo 23 - Estudos transversais

Os estudos transversais avaliam dados de uma população em um ponto específico no tempo, como se fosse um instantâneo. Eles são usados, por exemplo, para estimar prevalências específicas, caracterizar populações, determinantes da saúde ou opiniões sobre um determinado tópico. Os estudos transversais permitem estabelecer associações entre variáveis, mas não a causalidade, pois não incluem o fator tempo.

Como os estudos transversais têm como objetivo principal caracterizar uma população, um dos pontos críticos é como a amostra é definida (consulte também o Capítulo 32). Há várias estratégias para selecionar amostras, incluindo:

Amostragem aleatória simples: cada indivíduo da população-alvo tem a mesma probabilidade de ser incluído na amostra. É a forma mais representativa e confiável de amostragem, mas também a mais difícil de ser realizada na prática. Dentro desse tipo de amostragem, a **amostragem estratificada** também pode ser aplicada, o que consiste em definir subgrupos (estratos) de acordo com determinadas características (como região geográfica ou idade) e, em seguida, amostrar aleatoriamente cada um dos subgrupos definidos.

Amostragem sistemática: os indivíduos são selecionados de x em x, de uma lista predefinida ou de uma rota de domicílios previamente marcada em um mapa de uma localidade (rota aleatória). Não é tão confiável quanto a amostragem aleatória, mas também é representativa e equilibrada, além de ser mais fácil de realizar.

Amostragem por conveniência: são incluídas as pessoas que demonstram vontade de participar. É um método rápido e simples, mas apresenta vieses de seleção significativos que podem comprometer a extrapolação dos resultados.

Amostragem de bola de neve: as pessoas são convidadas a participar do estudo por outras que já estão participando. É um método com vieses de seleção, mas pode ser útil em situações em que a população que queremos estudar é difícil de identificar ou aceita participar. Esse tipo de amostragem foi usado em alguns estudos voltados especificamente para a inclusão da população LGBTQIA+.

Vejamos alguns exemplos de estudos clínicos observacionais transversais (os estudos apresentados são estudos reais e as informações foram extraídas do registro *clinicaltrials.gov*):

Título original: *Obstetrics and Gynecology Residents and Experts' Knowledge of, Attitudes Toward, Practice Behaviors, and Self-confidence Levels of Caring for Lesbian, Bisexual, and Transgender (LBT+) Patients in Turkey; A Descriptive-cross Sectional Study*

Características do estudo
- Tipo de estudo: **Observacional; transversal.**
- Amostra: **189 participantes.**
- Duração: Não aplicável.

- Objetivo principal: Conhecimento, atitudes, comportamentos práticos e níveis de autoconfiança de residentes e especialistas em Obstetrícia e Ginecologia no tratamento de pessoas lésbicas, bissexuais e transgênero (LGBTQIA+).
- Critérios de elegibilidade (exemplos):
  - Critérios de inclusão:
    - **Idade 18 a 60 anos**.
    - Trabalhar ativamente como obstetra e ginecologista em Istambul/Turquia.
  - Critérios de exclusão:
    - Pessoas LGBT que trabalham como obstetras e ginecologistas em Istambul/Turquia.

Este é um estudo que pode ser classificado como um estudo de educação médica. Ele avalia, em uma única avaliação, o conhecimento e as práticas de um grupo de profissionais de saúde em relação a mulheres lésbicas, bissexuais e transgênero no contexto da ginecologia e obstetrícia.

O tópico do estudo é particularmente relevante, pois vários estudos apontam para o baixo nível de conhecimento específico e o baixo nível de conforto entre os profissionais de saúde ao lidar com pessoas LGBTQIA+(67). Portanto, a obtenção de dados concretos é essencial para a implementação de políticas e programas que possam preencher essa lacuna. Por outro lado, no caso específico da ginecologia e obstetrícia, sabe-se que as mulheres lésbicas evitam ir aos profissionais de saúde por causa da insegurança e do desconforto, o que leva, por exemplo, a menos prevenção e menos mamografias (68), e, portanto, uma taxa de mortalidade mais alta para doenças como o câncer de mama (69), que é diagnosticado mais tarde e em um estágio mais avançado.

Capítulo 24 - Estudos de coorte

Como vimos acima, "coorte" significa um grupo de pessoas, portanto, um estudo de coorte é um estudo que acompanha um ou mais grupos de pessoas longitudinalmente. Os estudos de coorte são longitudinais e podem ser prospectivos ou retrospectivos. Classicamente, os estudos de coorte têm como objetivo responder a questões epidemiológicas avaliando a relação entre a exposição a um determinado fator e a ocorrência de um evento. No entanto, estudos de natureza clínica, em especial comparações entre grupos do efeito terapêutico de vários medicamentos usados na prática clínica de rotina, podem ser considerados estudos de coorte.

Figura 15 – Estudos de Coorte.

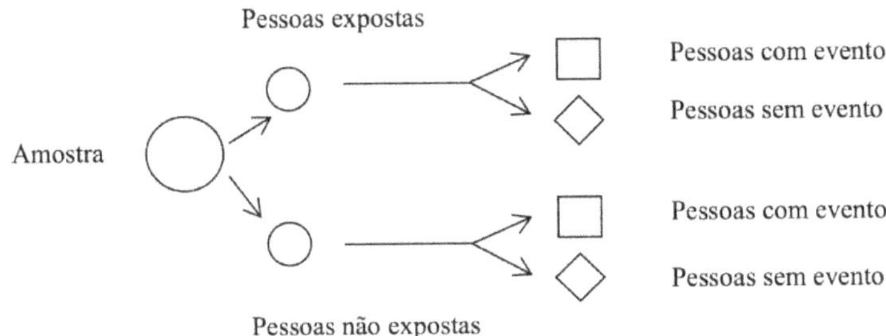

Os estudos de coorte são particularmente úteis quando o fator de exposição não é frequente ou quando se deseja observar a ocorrência de vários eventos simultaneamente. Se o evento a ser avaliado não for frequente, essa não é a melhor metodologia. Nessas situações, um estudo de caso-controle deve ser considerado (consulte o próximo capítulo).

Uma área em que esse tipo de desenho tem sido usado é em estudos de educação médica, por exemplo, para comparar duas estratégias de treinamento diferentes (exposição) e avaliar os resultados (eventos).

Gostaria de chamar sua atenção para o fato de que os estudos de coorte podem comparar mais de dois grupos e podem ser combinados. Um estudo de coorte pareado é aquele em que as pessoas de um grupo e de outro são "pareadas" com base em determinadas características predefinidas. O objetivo do pareamento é reduzir os possíveis vieses causados por essas variáveis. Em termos mais simples, considera-se que, ao ter variáveis "iguais" nos dois grupos, essas variáveis não têm mais efeito sobre os resultados.

Quando falamos de estudos de coorte, inevitavelmente nos vem à mente o estudo de Framingham. O *Framingham Heart Study* (70) é um estudo de coorte epidemiológico que foi iniciado em 1948 com o objetivo de avaliar o risco cardiovascular dos habitantes da cidade de Framingham, Massachusetts. O estudo incluiu inicialmente uma coorte de 5.209 adultos. Os participantes eram avaliados a cada 3 a 5 anos. Atualmente, esse estudo está analisando a terceira geração de participantes. Estima-se que mais de 3.000 artigos científicos tenham sido publicados com base em seus resultados. De um modo geral este estudo contribuiu para aumentar o grau de evidência científica disponível sobre o risco cardiovascular, confirmando associações que atualmente consideramos óbvias em nossa prática clínica, tais como o tabagismo está associado a doenças cardíacas; o aumento do colesterol e a hipertensão estão associados ao aumento do risco cardiovascular; o exercício físico diminui o risco cardiovascular; a obesidade aumenta o risco cardiovascular; a hipertensão aumenta o risco de acidente vascular cerebral; em mulheres na pós-menopausa, o risco de doenças cardíacas é maior em comparação com as mulheres na pré-menopausa; os fatores psicossociais afetam o risco de doenças cardíacas; níveis elevados de colesterol HDL estão associados a um menor risco de doenças cardíacas.

Vejamos outros exemplos de estudos de coorte (o estudo apresentado é um estudo real e as informações foram retiradas do registro *clinicaltrials.gov* e de um artigo publicado):

Título original: *Study of Recently HIV Infected Men and Transmission Behaviors (MetroMates)* (71)

Características do estudo

- Tipo de estudo: **Coorte observacional prospectivo**.
- Grupos de comparação (coortes): 3 coortes
  - homens recém-infectados pelo HIV.
  - homens com infecção crônica pelo HIV.
  - homens sem infeção por VIH.
- Amostra: **600 homens**.
- Período de seguimento: 12 meses.
- Objetivo principal: Comparar os padrões comportamentais de indivíduos recém-infectados pelo HIV com os de indivíduos cronicamente infectados e não infectados pelo HIV - riscos de transmissão do HIV ao longo do tempo.
- Critérios de elegibilidade:
  - 18 anos de idade ou mais.
  - Sexo masculino.
  - Infeção por VIH documentada que ocorreu nos últimos 12 meses.

- o Disposição para concluir os procedimentos do estudo.
- o Consentimento informado.
- o Disposição de indicar parceiros para o estudo.
- o Capacidade de responder às perguntas no sistema baseado na web.

Estudos relacionados à infecção por HIV são frequentemente associados a pessoas LGBTQIA+ de forma discriminatória. Embora haja evidências confirmando que a incidência de infecção por HIV é maior em homens que fazem sexo com homens (72), também há evidências mostrando que as mulheres que fazem sexo exclusivamente com mulheres têm uma incidência menor de HIV. É importante que, quando falamos sobre a inclusão e as especificidades de saúde da população LGBTQIA+, não a associemos imediatamente a doenças sexualmente transmissíveis e pensemos que há muitas doenças e fatores de risco que têm incidências, prevalências e mortalidades diferentes em pessoas LGBTQIA+.

Por outro lado, é importante que haja estudos sobre o HIV que se concentrem especificamente em determinados grupos minoritários e/ou vulneráveis, como homens que fazem sexo com homens, jovens ou mulheres. É provável que a doença tenha características diferentes em sua progressão e controle, e a otimização do tratamento e das estratégias de prevenção exige conhecimento específico de cada grupo.

Capítulo 25 - Estudos caso-controle

Os estudos de caso-controle são estudos observacionais que comparam grupos de pessoas com base em um determinado evento (ou doença). Em outras palavras, o grupo que chamamos de "caso" é um grupo de pessoas que tem uma determinada doença e que será comparado a um grupo de pessoas sem essa doença, o "controle", mas que são tão semelhantes quanto possível em termos de variáveis de controle, ou seja, variáveis demográficas. O objetivo é identificar se há uma associação entre o evento e a exposição a um ou mais fatores.

Devido às suas características, esses estudos são retrospectivos e também têm a chamada direção de frente para trás, porque você identifica o evento e, assim, define grupos e, em seguida, olha para trás dentro de cada grupo (para o passado) e procura a exposição a fatores que você acha que podem ter causado esse evento.

Os estudos de caso-controle são particularmente úteis em situações em que os eventos (ou doenças) são raros. Do ponto de vista metodológico, a principal limitação desse tipo de projeto é o viés de memória, que pode limitar a identificação confiável de uma determinada exposição. Por outro lado, existe a assimetria de recordação, ou seja, é mais provável que o grupo de pessoas que teve um determinado evento possa se lembrar de ter sido exposto a um determinado fator do que o grupo de pessoas que não o teve.

Nesses estudos, é possível estabelecer uma associação entre eventos e exposições, mas não é possível tirar conclusões sobre causa e efeito.

Figura 16 - Estudos de caso-controle.

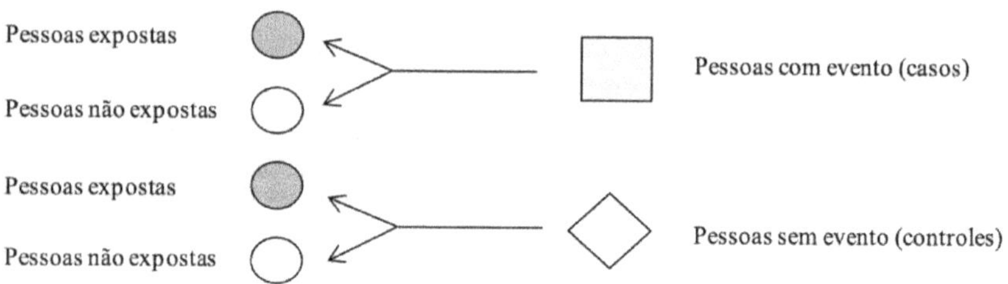

Vejamos alguns exemplos de estudos de caso-controle (os estudos apresentados são reais e as informações foram extraídas do registro *clinicaltrials.gov* e de artigos publicados):

Título original: *Case-control study of risk factors for incident syphilis infection among men who have sex with men in Tokyo, Japan* (73)

Características do estudo
- Tipo de estudo: **Observacional, caso-controle.**
- Casos: Pessoas elegíveis com evidência de sífilis recente.
- Controles: Pessoas com características semelhantes às dos "casos", internadas no mesmo hospital no mesmo mês, sem evidência de sífilis recente.
- Amostra: **41 casos, 82 controles.**
- Período de coleta de dados: Ano de 2015 (as informações são analisadas de trás para frente, até o momento registrado nos prontuários médicos).

- Objetivo principal: Identificar possíveis fatores de risco para sífilis, incluindo fatores comportamentais modificáveis.
- Critérios de elegibilidade: Homens japoneses que se declararam homens que fazem sexo com homens (HSH), com idade ≥ 18 anos e que tiveram atividade sexual (sexo anal e/ou oral) com outro homem nos seis meses anteriores à entrada no estudo.

Este estudo foi realizado em um hospital de Tóquio e teve como objetivo analisar os possíveis fatores de risco da sífilis, incluindo fatores comportamentais modificáveis. Esse estudo tem como pano de fundo o aumento de relatos de sífilis no Japão e a necessidade de encontrar caminhos personalizados e otimizados de prevenção e transmissão.

Título original: *Case-Control Study of Renal Cell Cancer Among Caucasians and African Americans in the United States* (74)

Características do estudo

- Tipo de estudo: **Observacional, caso-controle.**
- Amostra: **2424**.
- Período de coleta de dados: Ano de 2015.
- Objetivo principal: Caracterização demográfica e clínica de pessoas com idade entre 20 e 79 anos com carcinoma de células renais, comparando pessoas caucasianas e afroamericanas.
- Critérios de elegibilidade:
  - Casos: Os residentes das áreas de estudo diagnosticados com carcinoma de células renais confirmado histologicamente, com idade entre 20 e

79 anos, durante quatro anos, eram elegíveis para o estudo.

- o Controles: Os controles baseados na população foram pareados com os casos por local de estudo, se o indivíduo era ou não afro-americano, idade e sexo, na proporção de um controle por caso para indivíduos não afro-americanos e dois controles por caso para indivíduos afro-americanos.

Os resultados de estudos como este são importantes para fornecer mais evidências sobre as assimetrias no acesso à saúde e os danos que elas causam. Esse estudo também nos permite comparar diferenças culturais, sociais e genéticas em pessoas pertencentes a minorias ou grupos vulneráveis e analisar seu impacto sobre a doença, nesse caso o câncer de rim, fornecendo evidências sobre o assunto para possibilitar estratégias que promovam a equidade na saúde.

Título original: *A Case Control Study of Women With Multiple Sexual Partners Attending the Jefferson County Department of Health Sexually Transmitted Diseases Clinic* (75,76)

Características do estudo
- Tipo de estudo: **Observacional, caso-controle**.
  - o Casos: Mulheres com 4 ou mais parceiros/parceiras sexuais durante o ano anterior.
  - o Controles: Mulheres com 1 parceiro/parceira sexual durante o ano anterior.
- Amostra: **347 casos: 347 controles**.
- Período de coleta de dados: Ano de 2007.

- Objetivo principal: Determinar fatores que são preditores modificáveis do risco de infecções sexualmente transmissíveis no contexto de um aumento no número de parceiros sexuais, comparando participantes com 1 parceiro/parceira sexual com aqueles com 4 ou mais parceiros/parceiras sexuais no último ano.
- Critérios de elegibilidade:
    - Mulheres.
    - Idade igual ou superior a 16 anos.
    - Relato de 1 parceiro/parceira sexual no ano anterior ou 4 ou mais parceiros/parceiras sexuais no ano anterior.
    - Consentimento informado por escrito.
- Critérios de exclusão:
    - Intoxicação por drogas e/ou álcool no momento de seleção para o estudo.

Este estudo tem um desenho de caso-controle, com coleta retrospectiva de dados. Considerando os objetivos, era de se esperar que fosse difícil coletar informações de registros clínicos, ou seja, a possibilidade de avaliar comportamento sexual de risco, abuso de álcool e drogas, histórico de violência por parceiro/parceira íntimo, depressão e apoio social, variáveis descritas pela equipe de pesquisa como parte de seus objetivos. Provavelmente, esse estudo só foi possível porque foi conduzido em uma clínica específica de doenças sexualmente transmissíveis (*Jefferson County Department of Health Sexually Transmitted Disease Clinic*, em Birmingham), o que pode ter tido o efeito de enviesar o estudo em relação à população de usuários dessa mesma clínica.

Por fim, devo enfatizar a importância do tópico escolhido, dada a maneira discriminatória com que a sexualidade em geral, e ainda mais a sexualidade das mulheres, continua a ser abordada.

164

Seção VI – Como planejar a coleta de dados

Capítulo 26 - Instrumentos de coleta de dados

A coleta de dados é parte integrante de todos os estudos clínicos. Por um lado, aqueles que iniciam um estudo tendem a pensar imediatamente no questionário que vão usar, mas, por outro lado, raramente dedicamos o tempo necessário para analisar como estamos escrevendo as perguntas e as opções de resposta. Portanto, começarei com dois conselhos: não pense no questionário até que tenha definido bem o protocolo, ou seja, os objetivos e os *endpoints* e, em segundo lugar, quando estiver trabalhando no questionário, pense no tipo de linguagem que está usando e se as opções de resposta para cada pergunta são inclusivas e refletem a diversidade.

Em estudos clínicos, geralmente coletamos informações por meio de questionários e escalas, que podem ser dirigidos à equipe de pesquisa ou diretamente às pessoas que participam do estudo, e podem estar em papel ou em formato digital.

Embora a forma de apresentação do questionário não pareça ser de grande importância, há alguns aspectos práticos a serem considerados. Os questionários em formato digital têm grandes vantagens em relação ao papel:

- Não envolvem a transferência manual de informações para um banco de dados, pois o banco de dados é criado à medida que a pessoa insere as informações na tela, minimizando a possibilidade de erro;

- Permitem que os critérios de validação e verificação sejam executados com antecedência, o que também minimiza a possibilidade de erro;
- Permitem controle sobre quem insere, modifica ou exclui dados, e as informações podem ser rastreadas por meio do registro de usuários e datas (*audit trail*);
- Permitem uma apresentação mais amigável e intuitiva, permitindo que a equipe de pesquisa ou a pessoa que preenche os dados navegue entre as telas, use várias opções, faça com que as opções apareçam ou desapareçam com base em escolhas anteriores e consulte as instruções;
- Em estudos longitudinais, em que cada pessoa tem vários momentos de coleta de dados, eles facilitam a combinação de informações;
- Permitem melhores níveis de segurança e proteção de dados, pois é possível definir usuários, senhas e diferentes níveis de acesso às informações;
- Permitem a geração automática de relatórios e a análise de dados.

Apesar do uso crescente de plataformas digitais, os questionários em papel ainda têm seu lugar. Se você não for um programador ou um usuário experiente de ferramentas de coleta de dados, é mais fácil criar um questionário em papel do que em formato digital. Por outro lado, se for uma escala ou um questionário a ser preenchido diretamente pelas pessoas participantes, por exemplo, um diário para registrar sintomas ou medicamentos, o papel é mais conveniente e, muitas vezes, a única opção.

Ao elaborar um questionário, você deve garantir que, sempre que possível, as perguntas sejam fechadas, apresentando as opções de resposta na forma de múltipla escolha, exceto no caso de uma pergunta em que a resposta seja um número, por exemplo, idade ou um valor analítico. Nesses casos, você deve coletar o número e depois transformá-lo em categorias. Se você solicitar as informações diretamente na forma de uma categoria, nunca mais poderá voltar atrás, ou seja, se decidir que quer outro tipo de divisão, isso não será mais possível porque você não tem o valor original. Na prática, não é mais trabalhoso para a pessoa que está preenchendo o questionário escrever um número do que marcar uma opção de múltipla escolha.

Especialmente em questionários em papel, é importante marcar os espaços de resposta adequadamente com quadrados ou traços para facilitar a leitura e a inserção dos dados em um banco de dados. Evite deixar espaços abertos onde cada pessoa possa escrever livremente. Por exemplo, se você quiser que uma data seja preenchida, marque os espaços para o ano, o mês e o dia, indicando claramente o que corresponde a quê.

Ao fazer um questionário, muitas vezes precisamos categorizar atitudes, percepções ou opiniões, o que pode ser feito definindo graus de concordância. Uma das melhores maneiras de elaborar essas perguntas é usar escalas Likert.

As escalas Likert são avaliações estruturadas que permitem categorizar atitudes, percepções ou opiniões. Essas escalas assumem a forma de categorias graduadas, como "discordo totalmente" a "concordo totalmente" ou "sempre" a "nunca". O número de categorias varia, sendo as mais comuns entre 4 e 7. Quanto mais categorias houver entre elas, mais difícil será a resposta. As escalas podem ter um número par ou ímpar de opções. Se o número for par, as respostas podem ser classificadas de forma binária como concordo/discordo. Em escalas com um número ímpar de opções de resposta, a opção "intermediária" corresponde à indiferença ou neutralidade. Ao construir esse tipo de escala, pense na pergunta que está fazendo, nos objetivos da análise e no tipo de população à qual ela será aplicada.

Na fase de planejamento do seu questionário, você deve organizar as perguntas em grupos que façam sentido para as pessoas que responderão ao questionário. Se você tiver perguntas que considere mais sensíveis, apresente-as no final do questionário.

Que tipo de informação geralmente é coletada em um estudo clínico? É claro que a definição dos dados de que precisamos depende do estudo e de seus objetivos, mas há algumas variáveis que são transversais, como:

- Informações demográficas ou sociodemográficas: fazem parte de quase todas as pesquisas e podem ser um tópico delicado, pois podem incluir perguntas/respostas sobre sexo, identidade de gênero, características fisionômicas, origem geográfica ou ancestralidade, profissão, renda, orientação sexual ou religião. Pense exatamente no que você deseja com cada uma dessas perguntas. Abordaremos isso em mais detalhes no próximo capítulo.

- Informações clínicas: considere cuidadosamente quem ou o que pode dar uma resposta confiável ao que você quer saber, ou seja, a variável deve ser respondida pela própria pessoa, pela equipe clínica ou por um teste diagnóstico complementar. Por exemplo, se você perguntar a uma pessoa que participa do seu estudo se ela sentiu náuseas na última semana, você está absolutamente certo, pois a própria pessoa estará em melhor posição para responder a essa pergunta. Entretanto, se a pergunta for se ela tem fibrilação atrial, a própria pessoa provavelmente não é a fonte mais confiável de informações, e seria preferível obter essas informações de um histórico médico (nesse caso, com base na interpretação de um meio complementar de diagnóstico).

- *Patient Reported Outcomes*: sempre que houver necessidade de coletar informações sobre eventos que ocorrem ao longo do tempo, um diário preenchido pelos participantes deve ser considerado (esse tipo de dado é chamado de PRO - Patient Reported Outcomes). Há um viés de memória que dificulta a coleta de certos tipos de informações. Por exemplo, o registro de eventos adversos, a ingestão de medicamentos e até mesmo os registros de satisfação ou qualidade de vida funcionam melhor se forem feitos pelo indivíduo em tempo real, em vez de serem solicitados pela equipe de pesquisa no ponto de contato.

- Exames de imagem: Quando precisar coletar informações sobre exames de imagem, pense cuidadosamente sobre os parâmetros quantitativos ou qualitativos que serão registrados, pois geralmente não analisamos diretamente as imagens ou outros registros, como traçados de eletrocardiograma, que são transformados em números e/ou classificações.

- Escalas: o uso de escalas validadas, sejam elas de diagnóstico, prognóstico, avaliação de resposta, qualidade de vida ou outras escalas, é muito comum e muito útil em estudos clínicos. As escalas validadas não podem ser modificadas e devem ser usadas exatamente como recomendadas pelos autores. Antes de pensar em usar uma escala, verifique se ela foi validada para o país e o idioma em que será usada. Outro aspecto importante é descobrir se a escala tem pagamentos de *royalties* associados a ela.

- As escalas visuais analógicas (VAS) são comumente usadas para avaliar a dor. Trata-se de uma linha reta de 10 centímetros em que a extremidade esquerda corresponde à ausência de dor e a extremidade direita à dor máxima que pode ser imaginada. Pede-se à pessoa que marque uma linha na linha reta indicando seu nível de dor. Essa escala pode ser usada como uma linha reta ou como um segmento de reta com traços indicando o início e o fim. O mesmo tipo de escala pode ser adaptado para escalas de classificação numérica de 0 a 10 pontos, ou para escalas com rostos ou "emoji" com sorrisos ou lágrimas, usadas principalmente para crianças. Há também escalas de dor validadas para recém-nascidos.

- Para avaliar a qualidade de vida, há várias escalas, algumas genéricas, outras para uso em patologias específicas. Entre as mais usadas estão a EQ-5D (30) e a SF-36 (77).

Em geral, os questionários devem ser os mais breves possíveis, sem nenhuma pergunta cuja resposta não seja essencial para pelo menos um dos objetivos do estudo.

Se o estudo tiver vários pontos de avaliação para a mesma pessoa, isso deve estar claramente refletido no questionário. A data final deve estar sempre presente.

Ao elaborar um estudo retrospectivo, primeiro é necessário avaliar quais dados já existem, pois somente as informações que foram registradas, por exemplo, no prontuário clínico de uma pessoa, podem ser coletadas.

Em geral, os questionários em estudos clínicos são anônimos e não permitem a identificação da pessoa que os respondeu. Em algumas situações, eles possuem um código que permite a identificação da pessoa, mas esse código tem acesso protegido e restrito e é destruído ao final do estudo, estando presente apenas para salvaguardar aspectos de segurança, por exemplo, em estudos com medicamentos experimentais. Nenhuma pergunta do questionário de coleta de dados deve permitir a identificação direta ou presumida do sujeito.

Capítulo 27 - Linguagem inclusiva nos instrumentos de coleta de dados

Além das questões técnicas e científicas que mencionei no capítulo anterior, um dos aspectos mais importantes na elaboração de um questionário de coleta de dados é a linguagem utilizada.

Os questionários, como todos os documentos de um estudo clínico e, mais sensivelmente, todos os documentos que serão lidos e preenchidos pelas pessoas que participam do estudo, devem usar linguagem neutra em termos de gênero (consulte o Capítulo 2). Além da linguagem neutra em termos de gênero, é importante pensar em outros aspectos. Voltemos às perguntas demográficas ou sociodemográficas que mencionamos anteriormente. Em geral, todos os estudos têm perguntas para caracterizar as pessoas que participam deles. Antes de continuar a leitura, gostaria que você pensasse sobre quais perguntas devem fazer parte da caracterização demográfica em qualquer estudo clínico.

Mais uma vez, a resposta deve ser: depende dos objetivos do estudo. Não há um conjunto de perguntas que sempre deva fazer parte da caracterização. Entretanto, há algumas perguntas que aparecem em quase todos os estudos, portanto, vamos examiná-las uma a uma.

Idade: A avaliação da idade é quase sempre importante para caracterizar a população que participa de um estudo clínico. Ela deve ser perguntada em anos e registrada em números, que podem ser transformados em uma escala categórica, se necessário. A data de nascimento não deve ser perguntada, pois é um elemento que pode levar à identificação da pessoa. Se for relevante para os objetivos da pesquisa, o ano de nascimento, ou o ano e o mês, pode ser perguntado.

Sexo - quando vemos simplesmente "sexo", devemos presumir que o que está sendo perguntado se refere ao sexo atribuído no nascimento. Nesse caso, você deve considerar as opções feminino, masculino, intersexo. Você pode considerar incluir a opção "Não quero responder" ou "Prefiro não responder". O uso da opção "outro" deve ser evitado.

É muito comum surgirem dúvidas sobre se as pessoas em um estudo clínico devem ser caracterizadas usando o sexo designado no nascimento ou sua identidade de gênero. Novamente, isso depende. Depende do que se deseja avaliar, mas não se pode confundir os dois ou pensar que são sinônimos (consulte o Capítulo 2). Se quiser caracterizar com base em aspectos anatômicos, genéticos ou hormonais, então a variável que melhor se encaixa é provavelmente o sexo designado no nascimento. Se o seu objetivo é caracterizar aspectos comportamentais e papéis sociais ou fatores de risco, então a identidade de gênero deve ser a variável escolhida.

Identidade de gênero: Não se deve usar simplesmente "gênero", pois a pergunta que se quer responder é com qual gênero a pessoa se identifica. Quando você pergunta qual é a identidade de gênero, as opções de resposta são múltiplas e difíceis de definir, pois consideramos a identidade de gênero como um espectro. Do ponto de vista prático, sugiro que você use uma classificação simples, inclusiva e não discriminatória, por exemplo, considerando "feminina", "masculina", "não binária" e, no último caso, "especificar" como opções de resposta, o que permitirá que você categorize ainda mais as respostas. Deve haver uma opção que diga "Não quero responder" e outra que diga "Não me identifico com nenhuma das opções apresentadas".

É justificável perguntar sobre o sexo atribuído no nascimento e a identidade de gênero ao mesmo tempo se estiver realizando um estudo com características específicas nessa área. Ao mesmo tempo, é importante ter em mente que, ao não perguntar sistematicamente sobre a identidade de gênero em estudos clínicos, impedimos análises segmentadas que respondam a perguntas específicas e particularidades relacionadas a diferentes identidades de gênero.

Se você perguntar se a pessoa se identifica como cisgênero ou transgênero, dê uma breve explicação sobre o que está perguntando, pois muitas pessoas não estão familiarizadas com esses conceitos.

Estado civil: a pergunta sobre estado civil é simples, pois tem uma classificação bem definida. Nesse caso, você deve perguntar (em linguagem neutra em termos de gênero, usando a palavra "pessoa" ou "indivíduo" e fazendo a respectiva conjugação de gênero) se a pessoa é "solteira", "casada ou coabitando", "divorciada ou separada" ou "viúva". A principal questão a esse respeito é se o estado civil fornece informações relevantes para o seu estudo. Se o que você quer saber é o contexto familiar, a rede de apoio ou se a pessoa está em um relacionamento íntimo ou conjugal, o estado civil não lhe dará essas informações. É essencial que você encontre uma maneira de perguntar exatamente o que deseja saber, mesmo que seja mais difícil formular a(s) pergunta(s) necessária(s).

Origem geográfica ou ancestralidade: Já discutimos em detalhes a questão do uso do termo "*raça*" ou "etnia". A palavra raça não é apropriada quando se fala de pessoas, e a palavra etnia deve ser reservada para perguntas que buscam definir se uma pessoa se identifica com um grupo que compartilha a mesma cultura, história, idioma, sociedade ou nação.

Mais uma vez, pense no que você realmente quer saber. Você quer saber a cor da pele? Isso faz sentido se estiver pensando em um estudo relacionado, por exemplo, à exposição ao sol ou ao risco de câncer de pele, mas não fará sentido se quiser medir um contexto social, econômico, genético ou epidemiológico, pois a cor da pele em si não responde a nenhuma dessas perguntas. Se o objetivo for descobrir a origem da pessoa, então essa é a pergunta a ser feita. A pergunta a ser feita não é sobre a nacionalidade, pois essa é uma questão legal e também não fornece as informações desejadas, mas sobre o local de nascimento e residência. O local de nascimento por si só também não é suficiente, pois nascer em um lugar não implica ter vivido lá (herança cultural e social), nem implica que em termos de ancestralidade (herança genética) a origem seja a mesma. Essa é uma das perguntas mais complexas para obter as respostas que você está procurando e precisa ser dividida em várias perguntas que incluam não apenas o local de nascimento, mas também o local de nascimento dos ancestrais (ou da família), bem como o local/país onde a pessoa viveu durante o maior período de sua vida. Para responder a perguntas relacionadas a padrões epidemiológicos, pode ser útil perguntar sobre viagens ao exterior.

Apesar da complexidade do que acabei de descrever, ainda há muitos aspectos que não são abordados, por exemplo, nunca sabemos se uma pessoa que nasceu em um país e viveu em outro desde a infância se aculturou a esse último ou se mantém os hábitos do país de origem, o que pode significar um perfil de fator de risco completamente diferente.

Maternidade, paternidade e histórico familiar: as perguntas sobre filhos/ filhas devem levar em conta a possibilidade de serem biológicos e/ou adotados, e isso deve ser mencionado explicitamente no questionário. A pergunta deve ser sempre formulada de forma inclusiva, a menos que haja objetivos que se refiram à parte biológica e, nesse caso, a pergunta pode ser dividida em duas. As perguntas sobre gravidez não devem estar diretamente relacionadas a perguntas sobre filhas e filhos, pois isso não é inclusivo quando se trata de situações de adoção. Mais importante ainda, todas as perguntas devem ser bem explícitas sobre o que está sendo considerado, deixando isso claro para os entrevistados.

Com relação ao histórico familiar, e supondo que as perguntas sejam direcionadas principalmente a situações hereditárias, refira-se a "filiação" e não a "mãe" ou "pai".

Orientação sexual: ao perguntar sobre a orientação sexual de uma pessoa, as opções de resposta devem incluir, em ordem alfabética, as seguintes: assexual, bissexual, heterossexual, homossexual (gay ou lésbica), pansexual. Você deve considerar as opções "Não quero responder" e "Não me identifico com nenhuma das opções apresentadas".

Renda: se estiver perguntando sobre renda, defina cuidadosamente as faixas de renda mensal ou anual, explique se é a renda do indivíduo ou da família. No último caso, você deve saber como a família é composta.

Religiosidade: Perguntas sobre religião podem ser importantes em alguns estudos clínicos. Nesses casos, em vez de saber sobre a religião, pode ser útil perguntar qual é a importância da religião na vida diária da pessoa (você pode usar uma escala Likert).

Em geral, não se esqueça de apresentar a opção "não sei" se ela se aplicar, embora você não deva fazer isso de forma generalizada. Como alternativa, você deve considerar a opção "não quero responder" ou "prefiro não responder" para perguntas que se presume que todos saberiam responder, mesmo que preferissem não fazê-lo.

Seção VII – Dados e Resultados

Capítulo 28 - Variáveis

Nos capítulos anteriores, vimos alguns aspectos de como coletar dados e o tipo de informação que faz parte de um questionário para um estudo clínico. Neste capítulo, proponho dar uma olhada em como os dados são analisados.

Pense no estudo como um todo, como se houvesse um continuum ligando os objetivos aos *endpoints*, os *endpoints* às variáveis e as variáveis à análise estatística. Esse contínuo reflete a coerência do que você está tentando avaliar. Vamos revisar alguns dos conceitos que apresentei acima:

- Nos objetivos, você definiu o que deseja saber.
- Nos *endpoints*, você explicou como cada um dos objetivos será medido.
- As variáveis traduzem como você coletará as informações que lhe permitirão determinar os *endpoints*, às vezes diretamente, ou seja, a variável reflete o *endpoint* em si, às vezes indiretamente, o que requer diversas variáveis diretas ou calculadas para determinar um *endpoints*.

A análise estatística depende de tudo o que já dissemos, depende do objetivo, por exemplo, estudos que visam descrever, comparar, associar, exigirão o uso de diferentes técnicas de análise, mas também depende das variáveis que estão sendo analisadas e de como elas se comportam, ou seja, do tipo de respostas que você vai obter.

Dada a importância de definir cada variável, é comum dedicar algumas páginas do protocolo para caracterizá-las.

As variáveis devem ser descritas por seu nome, as unidades em que são medidas, sua descrição, se necessário, e sua classificação (categórica, ordinal ou numérica contínua).

As **variáveis categóricas** são aquelas que, como o nome sugere, representam categorias. Se houver apenas duas categorias, por exemplo, uma variável cujas respostas possíveis são "sim" e "não", ela é chamada de **variável binária**.

As variáveis categóricas não são ordenadas, ou seja, as categorias são de igual importância e uma não é maior que a outra.

As **variáveis ordinais** também são variáveis definidas em categorias, mas essas categorias têm uma ordem definida. Em estudos clínicos, é comum encontrar exemplos de variáveis ordinais quando são usadas escalas. Por exemplo, imagine uma escala de 0 a 7, em que você só pode obter pontuações correspondentes a 0, 1, 2, 3, 4, 5, 6 e 7. Essa escala é numérica, mas não é contínua, pois não há nada entre cada dois números, não é possível obter uma pontuação de 5,22 ou 6,5.

Outra situação em que você encontrará variáveis ordinais é quando você transforma variáveis numéricas contínuas em classes. Por exemplo, imagine um estudo no qual você coletou informações sobre a idade em anos. Essa é uma variável numérica contínua, mas se você transformar essa variável em classes de idade, 0-14; 15-29; 30-49; 50-59; 60-69; ≥70 anos, terá uma nova variável, agora ordinal.

Por fim, as variáveis **numéricas contínuas**. Chamamos de variáveis numéricas contínuas aquelas que são medidas em números e para as quais podemos dizer que entre cada dois números consecutivos há um número infinito de valores. Por exemplo, exames laboratoriais como hemoglobina ou colesterol são variáveis numéricas contínuas, assim como a idade ou a pontuação em uma escala visual analógica medida em uma linha reta em milímetros. Se essa escala visual analógica for pontuada em números com opções de resposta fixas de 0 a 10, então a variável é, como vimos anteriormente, ordinal.

Uma maneira prática de descrever as variáveis que fazem parte de um estudo clínico é apresentá-las, por exemplo, na forma de uma tabela.

Figura 17 - Descrição das variáveis.

Nome da variável	Unidade/ repostas	Definição	Tipo de variável
Idade	Medida em anos	Idade no início do estudo	Numérica contínua
Grupos etários	0-14 15-49 50-74 ≥75 Medida em anos	Variável calculada - Idade no início do estudo	Ordinal
Peso	Medido em Kg	Medido na primeira avaliação	Numérica contínua
Altura	Medida em metros	Perguntada à pessoa que está participando do estudo	Numérica contínua
IMC (índice de massa corporal)	Kg/m^2	Variável calculada – peso/altura^2	Numérica contínua
Identidade de gênero	Feminina Masculina Não binária Prefiro não responder	--	Categórica
Hábito atual de fumar	Sim Não	Uso de tabaco [deve definir o que você deseja considerar, por exemplo, somente cigarros ou qualquer tipo de tabaco]	Categórica binária

Continuando com o tópico de variáveis numéricas contínuas e ordinais, você deve ter em mente que pode fazer cálculos com variáveis numéricas contínuas, como diferenças entre valores ou variação percentual, mas não pode fazer o mesmo com variáveis ordinais.

No próximo capítulo, veremos como o tipo de variável afeta a escolha das técnicas estatísticas.

Capítulo 29 - Análise estatística – Aspectos gerais

Em estudos clínicos, você deve definir no protocolo o tipo de análise estatística que será realizada. Em ensaios clínicos e estudos mais complexos, é comum desenvolver, além do protocolo, um Plano de Análise Estatística (SAP) que descreve tudo o que será feito para analisar os dados.

Nas próximas páginas, gostaria de convidá-lo a refletir comigo sobre como organizamos a descrição da análise estatística em um protocolo. Há várias maneiras de fazer isso, portanto, a que vou lhe dar é apenas um exemplo.

Ao descrever a análise estatística, você deve incluir os seguintes pontos:

- Qual(is) população(ões) você vai analisar em relação a quais objetivos.
- O nível de significância que você assumirá para a análise estatística.
- Se a hipótese é bicaudal ou unicaudal (se serão usados testes unicaudais ou bicaudais).
- Como você lidará com valores ausentes.
- Como você descreverá as variáveis.

- Que técnicas estatísticas (testes) você aplicará para responder a cada objetivo.

Você também pode optar por descrever como os resultados serão apresentados. Nesse caso, você deve dar exemplos das tabelas (*Mock-up Tables*) que serão construídas e do tipo de gráfico que planeja apresentar.

População analisada

Em um estudo clínico, é suficiente incluir na análise estatística as informações disponíveis sobre todas as pessoas que participaram. Nesse caso, não é necessário definir a população analisada, simplesmente dizemos que os dados de todos os participantes serão analisados.

Em estudos clínicos, é comum definir populações específicas, ou seja, aquelas que farão parte das análises de intenção de tratar (ITT) e por protocolo (PP).

Na análise ITT, incluímos todas as pessoas que foram randomizadas para um determinado grupo de estudo, ou todas as pessoas que tomaram pelo menos uma dose do medicamento após serem randomizadas, dependendo do estudo. Na análise PP, incluímos apenas as pessoas que concluíram o estudo, atendendo às especificações do protocolo.

Qual é a grande diferença entre essas duas análises? Vamos pensar um pouco mais detalhadamente sobre quais são as principais diferenças.

Na população considerada para a análise ITT, as pessoas que não concluíram o estudo serão consideradas falhas (em relação ao que estamos medindo nos objetivos de eficácia), pois não têm dados. É verdade que a maioria das pessoas que não concluem um estudo clínico desistem devido à falta de eficácia ou a preocupações com a segurança, portanto, a suposição de que o tratamento não seria eficaz pode não estar totalmente errada. Mas há algumas pessoas que abandonam os estudos por motivos que não têm nada a ver com o estudo ou com o tratamento em si, por exemplo, mudam de casa ou não gostam dos procedimentos e simplesmente decidem parar. Nesses casos, a suposição de que o tratamento não foi eficaz pode não ser verdadeira. Em resumo, quando, em uma análise ITT, presumimos que todas as pessoas que abandonam o estudo são fracassadas, estamos aceitando um resultado "excessivamente" conservador ou, em outras palavras, estamos analisando os resultados de uma perspectiva mais negativa.

Na população considerada na análise PP, incluímos apenas as pessoas que concluíram o estudo, atendendo às especificações do protocolo, ou seja, se em um estudo com dois braços (medicamento A vs. controle) 100 pessoas foram designadas aleatoriamente para cada braço, mas apenas 80 de cada braço concluíram o estudo, a análise ITT inclui as 100 pessoas de cada braço e a análise PP inclui as 80 que chegaram ao final. Considere que, no braço do medicamento A, 60 pessoas foram bem-sucedidas e, no braço de controle, 50 pessoas foram bem-sucedidas. A porcentagem de sucessos em cada tratamento será calculada da seguinte forma:

> Análise ITT: sucessos no grupo do medicamento A = 60/100, ou seja, 60%; sucessos no grupo de controle 50/100, ou seja, 50%. Diferença entre o grupo do medicamento A e o grupo de controle = 10%.
>
> Análise PP: sucessos no grupo de drogas A = 60/80, ou seja, 75%; sucessos no grupo de controle 50/80, ou seja, 62,5%. Diferença entre o grupo do medicamento A e o grupo de controle = 12,5%.

Em resumo, quando assumimos, em uma análise de PP, apenas os resultados das pessoas que concluíram o estudo, aderindo ao protocolo, estamos aceitando um resultado "excessivamente" otimista, pois essas pessoas provavelmente serão as que melhor toleraram o medicamento e tiveram os melhores resultados de eficácia.

Em estudos clínicos, também podemos considerar uma população para a chamada "**análise de segurança**", que inclui todas as pessoas que deram consentimento informado para participar, mesmo que não tenham sido randomizadas e não tenham tomado nenhum medicamento por qualquer motivo.

É comum ver estudos clínicos em que a equipe de pesquisa apresenta os resultados para as diferentes populações, o que é muito útil para que possamos interpretar o significado dos resultados obtidos.

Lembre-se de que quanto mais próximos os resultados de eficácia forem obtidos pela análise da população em ITT e PP, mais confiança teremos de que eles são de fato a eficácia esperada. Estudos em que há muitas desistências mostram diferenças maiores nos resultados obtidos ao analisar a população em ITT e PP.

Nível de Significância

Em termos formais, o nível de significância (ou erro do tipo I ou erro α) representa a probabilidade de rejeitar a hipótese nula quando ela é verdadeira.

Vamos ver o que isso significa em termos práticos, voltando ao estudo clínico que compara o medicamento A com o controle. Nesse caso, o objetivo é descobrir se o medicamento A é mais eficaz do que o controle, e aceitamos medir essa eficácia determinando o número de sucessos em um grupo e no outro. Nessa hipótese, a hipótese nula (chamada H_0) é que não há diferença entre o medicamento A e o controle (eles têm taxas de sucesso semelhantes) e a hipótese alternativa (H_1) é que há diferença entre o medicamento A e o controle (eles têm taxas de sucesso diferentes). Quando você aceita um erro α de, digamos, 0,05, o que você está dizendo é que, se os resultados do estudo (obtidos dos testes estatísticos) mostrarem que há uma diferença entre o medicamento A e o controle, você aceitará esses resultados como estatisticamente significativos se o valor p (derivado do teste estatístico aplicado) for menor que 0,05 (5%). Na verdade, o que você está dizendo é que aceita como significativos os resultados cuja probabilidade de a diferença no estudo ser devida ao acaso (*valor p*) é menor do que o nível de erro α (significância) que você definiu.

Os valores de significância são definidos para cada estudo pela equipe de pesquisa, sendo 0,05 ou 0,01 os mais comumente usados. No caso de estudos que realizam comparações múltiplas ou análises estatísticas planejadas *a posteriori* (chamadas *post hoc*), os valores de significância devem ser reduzidos, minimizando a probabilidade de erro.

Poder do estudo

O poder do estudo é um conceito estatístico que se refere à capacidade de um estudo de detectar uma diferença ou associação verdadeira, caso exista. Em outras palavras, o poder do estudo é a probabilidade de um estudo aceitar a hipótese alternativa quando ela for verdadeira.

Quando falamos sobre o poder do estudo, devemos falar sobre o erro do tipo II ou erro β (beta). O erro β é a probabilidade de aceitar a hipótese nula quando ela é falsa.

Em termos práticos, o poder do estudo é calculado como 1 - erro β.

Não há um valor definido para o poder do estudo que você deva levar em conta, mas na maioria dos casos ele varia entre 80% e 90%.

Hipóteses bidirecionais ou unidirecionais (testes unicaudais ou bicaudais)

Gostaria de usar o exemplo acima para abordar outra questão. Quando defini a hipótese para nosso estudo, fiz isso da seguinte forma:

H_0: Resultado (sucesso) do medicamento A = Resultado (sucesso) do controle.

H_1: Resultado (sucesso) do fármaco A ≠ Resultado (sucesso) do controle.

Isso significa que o objetivo do estudo é testar se o resultado do medicamento A é diferente do resultado do grupo de controle, sem presumir *a priori* se essa diferença é melhor ou pior. Mas, em alguns casos, isso não faz muito sentido; por exemplo, em um estudo em que comparamos um medicamento com um placebo, faz mais sentido testar apenas se o medicamento é melhor do que o placebo. Nesse caso, você deve declarar sua hipótese da seguinte forma:

H_0: Resultado (sucesso) do fármaco A ≤ Resultado (sucesso) do placebo.

H1: Resultado (sucesso) do fármaco A > Resultado (sucesso) do placebo.

Em termos de escolha de testes estatísticos, essas duas formas de definir a hipótese influenciam diretamente a escolha de realizar um determinado teste com duas caudas (teste bicaudal) ou com uma cauda (teste unicaudal). Os testes unicaudais são usados quando a hipótese define uma única direção para o efeito.

Missing values

Em muitos estudos, opta-se simplesmente por não tratar os valores ausentes. Isso significa que, se não houver resposta a uma determinada variável para um ou mais indivíduos, seus valores não serão levados em conta, e o n (número de pessoas) dessa variável será ajustado de acordo com o número real de respostas. Nessa situação, n deve ser mostrado claramente em todas as análises, inclusive em tabelas e gráficos.

Se decidir lidar com valores ausentes, você poderá imputar os dados, ou seja, substituir os dados ausentes por outros dados estimados usando um método específico, como imputação usando a média, a mediana ou modelos preditivos. Para dados de séries temporais, os valores ausentes podem ser estimados usando métodos de interpolação, como regressão linear, estimando os pontos ausentes a partir dos existentes.

Capítulo 30 - Análise estatística – Análises descritivas

A descrição das variáveis faz parte da análise de todos os estudos clínicos. A análise descritiva inclui a determinação de frequências ou valores que resumem distribuições, como medidas de tendência central (média e mediana) e medidas de dispersão (desvio padrão, intervalo interquartil, máximo e mínimo).

Às vezes, quando se comparam grupos e é importante avaliar se as características globais iniciais são equilibradas (especialmente nos casos em que não houve randomização), a análise das características descritivas pode envolver a comparação dos grupos desde o início. Nesse caso, você deve proceder da mesma forma que em qualquer outra análise comparativa (veja detalhes abaixo).

Para a descrição das variáveis, você pode considerar o seguinte:

- As **variáveis categóricas** são descritas por sua frequência absoluta (n; número de casos) e frequência relativa (geralmente em porcentagens).

- As **variáveis numéricas contínuas** são descritas pela média e pelo desvio padrão se a distribuição for normal (distribuição simétrica ou gaussiana) e/ou pela mediana e pelo intervalo interquartil se a distribuição for não normal. A mediana e o intervalo interquartil também podem ser usados para variáveis com uma distribuição normal, caso em que o valor da mediana é semelhante ao da média. Além dos parâmetros descritos, devem ser apresentados os valores máximo e mínimo encontrados.

- As **variáveis ordinais** podem ser descritas da mesma forma que as variáveis categóricas, usando frequências absolutas e relativas, mas também podem ser descritas usando a mediana.

Intervalos de Confiança

Os intervalos de confiança podem ser aplicados a uma frequência ou a um valor médio ou mediano. Quando você estima a frequência de um determinado evento ou a média de uma determinada variável, está fazendo isso para os dados que coletou na amostra. Por exemplo, na amostra de 500 pessoas que você incluiu em um estudo, você descobriu que 100 tinham problemas de sono. Se você estiver caracterizando a situação no contexto da descrição da amostra, poderá concluir que 100 pessoas, 20% das pessoas estudadas, tinham problemas de sono. Essa estimativa é precisa, é uma estimativa pontual. Entretanto, o objetivo da maioria dos estudos clínicos não é caracterizar a amostra, mas extrapolar os resultados obtidos na amostra estudada para toda a população (com características semelhantes). Quando fazemos essa extrapolação, estimando resultados para uma população a partir do que foi obtido em um pequeno grupo, estamos assumindo uma probabilidade de que o valor dessa estimativa esteja dentro de um determinado intervalo, com uma determinada margem de erro (ou, inversamente, uma determinada margem de confiança). Se calcularmos o intervalo de confiança de 95% para estimar a porcentagem de pessoas em toda a população com problemas de sono, obteremos um intervalo entre [16,5% e 23,5%].

O que isso significa? Significa que temos 95% de chance de estarmos certos se dissermos que entre 16,5% e 23,5% das pessoas dessa população têm problemas de sono. Em outras palavras, a probabilidade de que haja menos de 16,5% de pessoas nessa população com problemas de sono é de 2,5% (metade do erro da estimativa) e a probabilidade de que haja mais de 23,5% de pessoas com problemas de sono é menor que 2,5%.

O intervalo de confiança será de 95% se trabalharmos em um estudo com um nível de significância de 0,05, mas será de 99% se trabalharmos em um estudo com um nível de significância de 0,01.

O mesmo se aplica a valores obtidos de variáveis contínuas e, se o objetivo for, por exemplo, extrapolar a média de uma determinada variável para a população, você deverá apresentar o intervalo de confiança para a média, além dos valores pontuais para a média e o desvio padrão.

Capítulo 31 - Análise estatística – Comparações e associações

Por que usamos testes estatísticos em estudos clínicos? Os testes estatísticos nos permitem estimar a probabilidade de que as diferenças entre grupos ou associações entre variáveis que encontramos em nossa amostra se devam apenas ao acaso, ou seja, que não sejam "reais". Os testes estatísticos, que podem ser facilmente executados com um *software* de análise estatística, permitem estimar essa probabilidade, que é traduzida no *valor p*.

Há muitos testes estatísticos, e a escolha de qual deles usar em sua análise depende de seus objetivos, hipóteses e variáveis. No protocolo e no plano de análise estatística, se houver, você deve definir para cada objetivo individualmente o tipo de teste que usará. Embora este não seja um manual de estatística, tentarei descrever de forma bem simples alguns dos testes estatísticos mais comuns no contexto de estudos clínicos. Observe que há muitos testes úteis que não serão descritos aqui.

Comparações entre Grupos

Antes de examinarmos os nomes dos testes ou como interpretar os resultados, vamos tentar agrupar as características que levam à escolha de um teste ou de outro quando o objetivo é comparar grupos. Vamos começar examinando o que chamamos de grupos e que tipos de comparações podemos querer fazer:

- Comparar **frequências de uma variável categórica binária entre 2 grupos independentes** - Comparar a porcentagem (frequência) de sucesso (variável binária) entre um grupo que toma o medicamento A e um grupo que toma o medicamento B (2 grupos independentes), para o tratamento de hipertensão.

- Comparar **frequências de uma variável categórica entre mais de 2 grupos independentes** - Comparar a frequência de obesidade entre adultos com identidade de gênero feminina, masculina ou não binária (mais de 2 grupos independentes).

- Comparar **valores médios de uma variável contínua entre 2 grupos independentes** - Comparar valores médios de colesterol entre pessoas com diabetes que foram tratadas com antidiabéticos orais por mais e menos de 2 anos.

- Comparar **valores médios de uma variável ordinal entre 2 grupos independentes** - Comparar os escores médios em uma escala de dor usada 2 horas após a ingestão de um medicamento são diferentes naqueles que tomaram o medicamento A ou B.

- Comparar **valores médios de uma variável contínua entre 2 grupos dependentes (pareados)** - Comparação dos valores médios de colesterol no mesmo grupo de pessoas antes e 6 meses depois (2 grupos pareados) de um programa de dieta e exercícios.

Podemos resumir os diferentes exemplos apresentados levando em conta: se estamos comparando 2 grupos ou mais de 2 grupos; se os grupos são independentes ou dependentes (pareados), ou seja, se é o mesmo grupo avaliado em momentos diferentes, ou um estudo de caso-controle, ou qualquer estudo em que pessoas pertencentes a grupos diferentes tenham sido pareadas a priori; e se queremos comparar uma variável categórica, numérica contínua ou ordinal. Por fim, devemos avaliar se, no caso de variáveis contínuas, sua distribuição é normal ou não normal.

A análise da figura abaixo sistematiza o tipo de teste aplicado a cada comparação.

Figura 18 - Algoritmo para escolha de testes estatísticos.

Comparação de uma variável entre 2 ou mais grupos de pessoas

Comparar os resultados de uma variável categórica	Grupos independentes	2 grupos	Variável binária	Teste Exato de Fisher ou Teste de Qui-Quadrado
			Variável com mais de 2 categorias	Teste de Qui-Quadrado
		Mais de 2 grupos	Variável com 2 ou mais categorias	Teste de Qui-Quadrado
	Grupos dependentes ou pareados	2 grupos	Variável binária	Teste de McNemar
Comparar resultados de uma variável contínua	Grupos independentes	2 grupos	Distribuição normal	Teste T para amostras independentes
			Distribuição não normal	Teste de Mann-Whitney U
		Mais de 2 grupos	Distribuição normal	ANOVA
			Distribuição não normal	Teste de Kruskal-Wallis
	Grupos dependentes ou pareados	2 grupos	Distribuição normal	Teste T para amostras dependentes ou emparelhadas
			Distribuição não normal	Teste de Wilcoxon
		Mais de 2 grupos	Distribuição normal	Repeated Measures ANOVA
			Distribuição não normal	Friedman test

Teste de associação entre 2 variáveis

Testar a associação entre duas variáveis numéricas contínuas	Distribuição normal	Correlação de Pearson
	Distribuição não normal	Correlação de Spearman
Testar a associação entre duas variáveis ordinais		Correlação de Spearman
Testar a associação entre duas variáveis categóricas		Teste de Qui-Quadrado

Associação entre variáveis (escolha de testes)

Para avaliar se há significância estatística na associação entre variáveis, é preciso primeiro caracterizar as variáveis que está estudando. Por exemplo, você deseja verificar se há uma associação entre a vitamina D sérica e um parâmetro de densidade óssea em uma determinada população. Se estiver lidando com duas variáveis numéricas contínuas, a próxima etapa é determinar se a distribuição de cada uma das variáveis é ou não normalmente distribuída, a partir da qual é possível escolher a análise de correlação a ser aplicada, a correlação de Pearson ou a correlação de Spearman.

Os valores de correlação, apresentados como "r", variam entre -1 e 1, em que valores próximos a 0 significam que não há associação entre as variáveis, valores próximos a 1 significam que quando uma variável aumenta, a outra também aumenta ou quando uma variável diminui, a outra também diminui, e valores próximos a -1 significam que quando uma variável aumenta, a outra diminui.

Dizemos que uma correlação é significativa (positiva ou negativa) dependendo do sinal do valor de r e do valor de p associado.

Se quisermos analisar a associação entre variáveis categóricas, na verdade procederemos da mesma forma que na comparação de uma variável categórica entre grupos. Nesse caso, você não está lidando com grupos, mas com alguma outra variável também definida na forma de categorias. Por exemplo, considere que você queira verificar se há uma associação entre ter um alto nível de conhecimento sobre problemas de saúde específicos de LGBTQIA+ e orientação sexual. Nesse caso, você usaria um teste de Qui-quadrado.

Aplicações práticas e interpretação de resultados

Considere um estudo que visa avaliar um novo analgésico, comparando-o a um tratamento de controle. Definimos o *endpoint* primário como a porcentagem de pessoas sem dor 2 horas depois de tomar o medicamento.

Nesse caso, temos:

- Objetivo: Comparar a porcentagem de sucessos no grupo de pessoas que tomaram o medicamento A com o grupo de pessoas que tomaram o controle.
- Número de grupos: 2 grupos independentes (os resultados das pessoas do grupo que tomaram o medicamento A não são influenciados pelos resultados das pessoas que tomaram o controle).
- Variável: Número de sucessos, variável categórica, binária (sucesso - sem dor às 2h/fracasso - dor às 2h).

Significância: 0,05

Resultados obtidos na amostra estudada: sucessos com fármaco A – 68%; sucessos com o controle – 56%

Vamos seguir o algoritmo apresentado acima para determinar quais testes usar:

1. Grupos independentes;
2. Comparação de uma variável entre 2 grupos;
3. Variável binária;
4. **Teste Exato de Fisher ou Teste Qui-Quadrado.**

O teste estatístico a ser considerado é o teste exato de Fisher ou, alternativamente, o teste Qui-quadrado. O teste é realizado com o uso de um *software* de análise estatística e, se o *valor p* associado ao teste for menor que 0,05 (menor que o valor de significância definido para o estudo), você deve considerar a diferença entre o medicamento A e o controle como estatisticamente significativa.

Caso contrário, você teria de concluir que a diferença em sua amostra foi de 12%, mas quando extrapolada para a população, essa diferença não é estatisticamente significativa. Em outras palavras, há uma probabilidade maior que 5% de que a diferença encontrada possa ser devida ao acaso e não a uma diferença real entre os medicamentos.

Vejamos outro exemplo, consideremos o mesmo estudo, mas agora o *endpoint* definido para a avaliação da dor é a redução percentual da dor, avaliada por uma escala VAS (0 a 10 pontos), 1 hora após a administração do medicamento A ou do controle. Em outras palavras, o que queremos comparar é a redução percentual média no grupo que tomou o medicamento A versus a redução percentual média no grupo que tomou o controle.

Nesse caso, temos:

- Objetivo: comparar a redução percentual da dor, avaliada por uma escala VAS (0 a 10 pontos), 1 hora após a ingestão do medicamento A ou do controle.
- Número de grupos: 2 grupos independentes.
- Variável: Redução percentual média na escala de dor após 1 hora em cada grupo; (VAS basal - VAS após 1h)/(VAS basal) x100.
- Significância: 0,05

Resultados obtidos na amostra estudada: redução média do medicamento A - 43%; desvio padrão - 34%; redução média do controle - 36%; desvio padrão - 32%.

Vamos seguir o algoritmo apresentado acima:

1. Variável numérica contínua;
2. Grupos independentes;
3. Comparar uma variável entre 2 grupos;
4. Se a variável tiver uma distribuição normal - **Teste T para amostras independentes**; Se a variável tiver uma distribuição não normal - **Teste de Mann-Whitney**.

O teste estatístico a ser considerado é o teste T para amostras independentes, se a variável tiver uma distribuição normal. Se a variável redução percentual média na escala de dor após 1 hora não tiver uma distribuição normal, ou se você presumir que não conhece o tipo de distribuição da variável, poderá optar pelos chamados testes não paramétricos, que não pressupõem uma distribuição específica dos dados (ou seja, não exigem uma distribuição normal). Nesse contexto, você pode usar o teste de Mann-Whitney como uma alternativa ao teste T para amostras independentes.

Outras análises estatísticas

Há inúmeras análises estatísticas além das mencionadas acima, que estão além do escopo deste manual. Entretanto, gostaria de mencionar algumas que merecem destaque, tanto pelo tipo de análise que utilizam quanto pela frequência com que são aplicadas.

Análise de sobrevivência

Nesse tipo de análise, o termo sobrevivência é usado, mas não se refere necessariamente à sobrevivência no sentido literal, mas à ocorrência de um determinado evento. A análise de sobrevivência é um método estatístico usado para analisar o tempo até a ocorrência de um determinado evento. Em termos formais, ela avalia a probabilidade de um evento não ocorrer em um determinado momento.

Algumas das técnicas mais comuns são a análise de Kaplan-Meier e o teste Log-Rank.

A análise de Kaplan-Meier é um método não paramétrico que estima a função de sobrevivência a partir de dados observados com valores censurados. Durante o período analisado, alguns indivíduos podem não apresentar o evento de interesse ou podem ser perdidos no acompanhamento. Seus dados são considerados censurados e são usados métodos para levar isso em conta. Os resultados geralmente são apresentados na forma de curvas.

O teste Log-Rank permite que você compare as curvas de sobrevivência de dois ou mais grupos para determinar se há diferenças significativas.

Análise de regressão

A análise de regressão é um método estatístico que avalia se há uma relação entre uma variável, chamada de variável dependente, e outras variáveis, chamadas de variáveis independentes. Há diferentes tipos de análise de regressão, como a regressão linear simples, a regressão linear múltipla e a regressão logística.

A regressão linear simples descreve a relação entre duas variáveis, permitindo prever uma como função da outra, supondo que elas estejam linearmente relacionadas.

A regressão linear múltipla cria um modelo que explica uma variável dependente numérica contínua como uma função de várias outras variáveis.

A regressão logística é uma técnica que avalia a associação entre uma variável binária (ou categórica) e um conjunto de variáveis contínuas ou categóricas. Os resultados são apresentados na forma de *odd ratio* e seus respectivos valores de *p*.

Capítulo 32 - Tamanho e características da amostra

A grande maioria dos estudos clínicos é realizada com base em uma amostra. Em outras palavras, um pequeno grupo de pessoas com determinadas características (definidas por critérios de inclusão e exclusão) é estudado e, com base nos resultados obtidos, os resultados são estimados para a população como um todo. A população é entendida aqui como todas as pessoas com características semelhantes às da amostra estudada.

Para se ter uma amostra representativa, ou seja, capaz de prever com precisão os resultados para a população-alvo, dois aspectos devem ser levados em conta: o número de pessoas incluídas na amostra e sua diversidade.

Nas próximas páginas, veremos como determinar o número de pessoas a serem incluídas em um determinado estudo.

Com relação à diversidade das pessoas incluídas, isso é especialmente relevante em estudos epidemiológicos de base populacional. Nesses estudos, por exemplo, para estimar a frequência de um evento, como a prevalência de uma doença em um país ou região, as amostras não só precisam ter um tamanho adequado, mas também devem refletir a diversidade nacional ou regional.

Considere, por exemplo, um estudo para avaliar a prevalência de obesidade na região do Rio de Janeiro. Obviamente, a primeira coisa a se fazer é determinar o número de pessoas a serem incluídas na amostra. Como veremos a seguir, esse número depende de seu objetivo, nesse caso, estimar uma frequência, da frequência que você espera obter, que se baseia em informações já publicadas, e da margem de erro que você considera para sua estimativa. Vamos nos concentrar, por enquanto, na diversidade da amostra. Independentemente do número de pessoas que você incluir, será necessário garantir que elas sejam provenientes de diferentes zonas da região e que pessoas de diferentes gêneros e idades sejam incluídas, de acordo com o padrão da região, que pode ser definido, por exemplo, a partir dos dados do censo (o que pode significar que, devido à falta de dados, você não poderá estratificar as amostras de acordo com todas as características que gostaria).

Determinação do tamanho da amostra

Os tamanhos das amostras podem ser calculados usando um *software* estatístico específico (sugiro dois dos muitos pacotes de *software* gratuitos para cálculo de amostras: *https://www.openepi.com/* e *https://sample-size.net/*). No entanto, seja qual for o programa escolhido, você sempre terá de definir por si mesmo as premissas nas quais o cálculo se baseia. Neste manual, discutiremos o cálculo de amostras em algumas situações comuns.

A primeira coisa que você precisa fazer para determinar o tamanho de uma amostra é definir sua significância (consulte o capítulo 29 para obter mais informações sobre significância) e, no caso de um estudo comparativo, você também precisa determinar o poder do estudo (consulte o capítulo 29 para obter mais informações sobre poder do estudo).

Em seguida, discuta o objetivo do estudo. Objetivos diferentes implicam em amostras diferentes, e não há um número mágico que seja considerado uma amostra representativa ou significativa.

De forma simplificada, podemos dividir os estudos em três tipos: estudos que visam determinar uma frequência, como o que acabamos de ver sobre a prevalência da obesidade, estudos que visam comparar frequências e estudos que visam comparar valores médios. Estimativas de sobrevivência, comparações de medianas ou estimativas de *odds ratio* estão fora do escopo deste manual.

Para calcular a amostra necessária para que um estudo determine a frequência de um evento, deve-se levar em conta o seguinte:

- Qual é o tamanho da população para a qual os resultados devem ser extrapolados? No entanto, considera-se que para populações grandes, acima de 100.000, a mudança para valores mais altos não tem impacto no cálculo do tamanho da amostra.
- Qual é a frequência esperada do evento (com base na literatura ou em suas próprias expectativas).
- Qual erro de amostragem você aceita (qual será a amplitude do intervalo de confiança).
- O nível de significância do estudo.

Em estudos destinados a comparar frequências, é necessário determinar:

- Qual é a diferença esperada entre os dois grupos a serem comparados ou qual é a frequência esperada para cada um dos grupos (com base na literatura ou em suas próprias expectativas).

- O nível de significância e o poder do estudo.

Em estudos destinados a comparar diferenças entre médias, é necessário determinar:

- Qual é a diferença esperada entre as médias dos dois grupos e qual é o desvio padrão da diferença ou o desvio padrão e a média de cada grupo (com base na literatura ou em suas próprias expectativas).
- O nível de significância e o poder do estudo.

Vamos dar uma olhada em alguns exemplos práticos. Considere um estudo cujo objetivo é determinar a frequência de um evento. Ao avaliar sua amostra, você obterá um valor de estimativa pontual e estimará o valor para a população, o que significa que você calculará o intervalo de confiança (o intervalo onde estará a verdadeira frequência da população).

Vamos voltar ao exemplo anterior, em que queríamos avaliar a prevalência de obesidade na região do Rio de Janeiro. Vamos definir as premissas para calcular a amostra:

Significância - 0,05 (ou seja, pressupõe-se intervalos de confiança de 95%).

Valor estimado para a prevalência de obesidade - 22% (estimado a partir da literatura).

Largura do intervalo de confiança (erro de amostragem) - 3% (definido empiricamente pela equipe de pesquisa).

A amostra consiste em 732 pessoas (https://www.openepi.com/).

Mas se, em vez de uma significância de 0,05, assumirmos uma significância de 0,01 (intervalos de confiança de 99%), o valor da amostra será de 1.264 pessoas.

Se, em vez de um intervalo de confiança de 3% (o que significa que, se o valor encontrado em nosso estudo for 22%, podemos dizer que o valor para a população do Rio de Janeiro estará entre 19% e 25%), presumirmos que queremos ter um intervalo mais estreito, por exemplo, 2% (o que significa que, se o valor encontrado em nosso estudo for 22%, podemos dizer que o valor para a população do Rio de Janeiro estará entre 20% e 24%), o tamanho da amostra será de 1.646 pessoas. 646 para um intervalo de confiança de 95% e 2.839 para um intervalo de confiança de 99%.

Em resumo, a amostra de que você precisa para este estudo será tão grande quanto:

- Se use intervalos de confiança de 99% em vez de 95% (maior certeza na estimativa);
- Quanto mais próximo de 50% estiver o valor estimado do evento que você está avaliando;
- Quanto menor for a largura do intervalo estimado.

Lembra-se do estudo do capítulo anterior que comparou a taxa de sucesso do grupo de pessoas que tomaram o medicamento A com o grupo de pessoas que tomaram o controle para alívio da dor?

Objetivo: Comparar a taxa de sucesso no grupo de pessoas que tomam o medicamento A com o grupo de pessoas que tomam o controle.

Número de grupos: 2 grupos independentes.

Variável: número de sucessos, variável categórica, binária (sucesso - sem dor às 2 horas/fracasso - dor às 2 horas).

Significância: 0,05.

Que tamanho de amostra você precisaria para esse estudo? Vamos definir as premissas para calcular a amostra:

Significância - 0,05 (ou seja, assumir intervalos de confiança de 95%).

Poder do estudo - 90% (ou seja, você tem 90% de probabilidade de detectar a diferença, se ela existir).

Diferença estimada entre os grupos - Para fazer o cálculo, é necessário determinar qual resultado (sucesso) você espera (com base na literatura e em estudos anteriores) para o grupo de controle e em quanto você supõe que o medicamento A será diferente. Considere que os resultados anteriores para o controle apontam para uma taxa de sucesso de 50% e que você deseja que seu estudo detecte uma diferença de pelo menos 10%, se houver.

A amostra estimada é de 538 pessoas em cada grupo (https://sample-size.net/).

Mas se, em vez de assumir um poder de 90%, você assumir um poder de 80%, a amostra estimada será de 408 pessoas por grupo.

Se você presumir um poder de 80% e uma diferença entre os grupos não de pelo menos 10%, mas de pelo menos 15%, a amostra estimada será de 183 pessoas por grupo.

Corrigir a amostra para possíveis desistências

Se você prevê que pode haver desistências durante o estudo (participantes que não chegam até o final), deve levar isso em conta ao calcular a amostra. Você deve assumir um valor esperado para a taxa de desistência e recalcular a amostra com isso em mente. Por exemplo, se para um determinado estudo foi calculado com base nas premissas aplicáveis que 100 participantes precisam ser incluídos, e se for esperada uma taxa de desistência de 10%, então o estudo deve incluir 112 pessoas. Muitas vezes, há a abordagem errônea de estimar um adicional de 10% sobre a amostra necessária, o que, nesse caso, resultaria em 110 pessoas por grupo, mas se você perder 10% de um grupo de 110 pessoas, isso equivale a perder 11 pessoas, o que significa que, no final, você teria 99 pessoas e não as 100 necessárias.

Bibliografia

1. Constitution of the World Health Organization [Internet]. [cited 2023 Jun 12]. Available from: https://www.who.int/about/governance/constitution

2. Cavazzoni P, Anagnostiadis E, Ph R, Lolic M. 2020 Drug Trials Snapshots Summary Report. 2020;

3. Census Bureau Tables [Internet]. [cited 2023 Sep 20]. Available from: https://data.census.gov/table?t=Age+and+Sex:Older+Population:Race+and+Ethnicity

4. Diversity and Inclusion in Clinical Trials: Bioethical Perspective and Principles [Internet]. IFPMA. [cited 2023 Sep 20]. Available from: https://www.ifpma.org/publications/diversity-and-inclusion-in-clinical-trials-bioethical-perspective-and-principles/

5. NIMHD [Internet]. [cited 2022 Dec 13]. Diversity and Inclusion in Clinical Trials. Available from: https://nimhd.nih.gov/resources/understanding-health-disparities/diversity-and-inclusion-in-clinical-trials.html

6. Embracing Diversity: The Imperative for Inclusive Clinical Trials [Internet]. 2023 [cited 2023 Sep 20]. Available from: https://postgraduateeducation.hms.harvard.edu/trends-medicine/embracing-diversity-imperative-inclusive-clinical-trials

7. Diversity and inclusion in clinical research [Internet]. [cited 2023 Sep 20]. Available from: https://www.abpi.org.uk/r-d-manufacturing/clinical-research/diversity-and-inclusion-in-clinical-research/

8. Research C for DE and. Enhancing the Diversity of Clinical Trial Populations — Eligibility Criteria, Enrollment Practices, and Trial Designs Guidance for Industry [Internet]. FDA; 2020 [cited 2023 Sep 20]. Available from: https://www.fda.gov/regulatory-information/search-fda-guidance-documents/enhancing-diversity-clinical-trial-populations-eligibility-criteria-enrollment-practices-and-trial

9. Commissioner O of the. Collection of Race and Ethnicity Data in Clinical Trials [Internet]. FDA; 2023 [cited 2023 Sep 20]. Available from: https://www.fda.gov/regulatory-information/search-fda-guidance-documents/collection-race-and-ethnicity-data-clinical-trials

10. Considerations for the Inclusion of Adolescent Patients in Adult Oncology Clinical Trials, Guidance for Industry. Clinical Trials.

11. Minimum Age Considerations for Inclusion of Pediatric Patients [Internet]. [cited 2023 Sep 20]. Available from: https://www.fda.gov/media/121318/download

12. UNITED NATIONS Gender-inclusive language [Internet]. United Nations; [cited 2024 Feb 4]. Available from: https://www.un.org/en/gender-inclusive-language/guidelines.shtml

13. Identidade de género e orientação sexual na prática clínica. 1ª. Lisboa: Silabo; 2018. 185 p.

14. Fuentes A, Ackermann RR, Athreya S, Bolnick D, Lasisi T, Lee S, et al. AAPA Statement on Race and Racism. American J Phys Anthropol. 2019 Jul;169(3):400–2.

15. ICHGCP [Internet]. [cited 2022 Nov 21]. 1. GLOSSARY. Available from: https://ichgcp.net/1-glossary

16. Commissioner O of the. FDA. FDA; 2023 [cited 2024 Feb 4]. Real-World Evidence. Available from: https://www.fda.gov/science-research/science-and-research-special-topics/real-world-evidence

17. real-world-evidence-framework-support-eu-regulatory-decision-making-report-experience-gained_en.pdf [Internet]. [cited 2024 Feb 4]. Available from: https://www.ema.europa.eu/system/files/documents/report/real-world-evidence-framework-support-eu-regulatory-decision-making-report-experience-gained_en.pdf

18. WMA - The World Medical Association-WMA Declaration of Helsinki – Ethical Principles for Medical Research Involving Human Subjects [Internet]. [cited 2024 Feb 4]. Available from: https://www.wma.net/policies-post/wma-declaration-of-helsinki-ethical-principles-for-medical-research-involving-human-subjects/

19. Home | ClinicalTrials.gov [Internet]. [cited 2024 Feb 4]. Available from: https://clinicaltrials.gov/

20. Ratan SK, Anand T, Ratan J. Formulation of Research Question – Stepwise Approach. J Indian Assoc Pediatr Surg. 2019;24(1):15–20.

21. Brown D. A Review of the PubMed PICO Tool: Using Evidence-Based Practice in Health Education. Health Promot Pract. 2020 Jul;21(4):496–8.

22. Rios LP, Ye C, Thabane L. Association between framing of the research question using the PICOT format and reporting quality of randomized controlled trials. BMC Med Res Methodol. 2010 Feb 5;10:11.

23. Elias BL, Polancich S, Jones C, Convoy S. Evolving the PICOT Method for the Digital Age: The PICOT-D. J Nurs Educ. 2015 Oct;54(10):594–9.

24. Davies K. Formulating the Evidence Based Practice question: A review of the frameworks for LIS professionals. Evidence Based Library and Information Practice. 2011 Jun 24;6:75–80.

25. The research question in clinical practice: A guideline for its formulation [Internet]. [cited 2022 Nov 21]. Available from: https://www.elsevier.es/en-revista-revista-colombiana-psiquiatria-english-edition--479-pdf-S2530312018300298

26. Aronson JK. Biomarkers and surrogate endpoints. Br J Clin Pharmacol. 2005 May;59(5):491–4.

27. Duffy SW, Treasure FP. Potential surrogate endpoints in cancer research--some considerations and examples. Pharm Stat. 2011 Feb;10(1):34–9.

28. Research C for DE and. Table of Surrogate Endpoints That Were the Basis of Drug Approval or Licensure. FDA [Internet]. 2022 Feb 28 [cited 2022 Nov 22]; Available from: https://www.fda.gov/drugs/development-resources/table-surrogate-endpoints-were-basis-drug-approval-or-licensure

29. Research C for DE and. Surrogate Endpoint Resources for Drug and Biologic Development. FDA [Internet]. 2021 Jan 29 [cited 2022 Nov 22]; Available from: https://www.fda.gov/drugs/development-resources/surrogate-endpoint-resources-drug-and-biologic-development

30. EQ-5D User Guides – EQ-5D [Internet]. [cited 2023 Jan 3]. Available from: https://euroqol.org/publications/user-guides/

31. GUIDELINE FOR GOOD CLINICAL PRACTICE.

32. Iasonos A, O'Quigley J. Design considerations for dose-expansion cohorts in phase I trials. J Clin Oncol. 2013 Nov 1;31(31):4014–21.

33. Boonstra PS, Braun TM, Chase EC. A modular framework for early-phase seamless oncology trials. Clin Trials. 2021 Jun;18(3):303–13.

34. Torres-Saavedra PA, Winter KA. An Overview of Phase 2 Clinical Trial Designs. International Journal of Radiation Oncology, Biology, Physics. 2022 Jan 1;112(1):22–9.

35. Commissioner O of the. Step 3: Clinical Research. FDA [Internet]. 2019 Apr 18 [cited 2022 Nov 22]; Available from: https://www.fda.gov/patients/drug-development-process/step-3-clinical-research

36. Ivy SP, Siu LL, Garrett-Mayer E, Rubinstein L. Approaches to phase 1 clinical trial design focused on safety, efficiency, and selected patient populations: a report from the clinical trial design task force of the national cancer institute investigational drug steering committee. Clin Cancer Res. 2010 Mar 15;16(6):1726–36.

37. van Gerven J, Cohen A. Integrating data from the Investigational Medicinal Product Dossier/investigator's brochure. A new tool for translational integration of preclinical effects. Br J Clin Pharmacol. 2018 Jul;84(7):1457–66.

38. Yan F, Thall PF, Lu KH, Gilbert MR, Yuan Y. Phase I–II clinical trial design: a state-of-the-art paradigm for dose finding. Ann Oncol. 2018 Mar;29(3):694–9.

39. Chilet-Rosell E. Gender bias in clinical research, pharmaceutical marketing, and the prescription of drugs. Glob Health Action. 2014;7:25484.

40. Liu KA, Mager NAD. Women's involvement in clinical trials: historical perspective and future implications. Pharm Pract (Granada). 2016;14(1):708.

41. Zakhem GA, Motosko CC, Mu EW, Ho RS. Infertility and teratogenicity after paternal exposure to systemic dermatologic medications: A systematic review. J Am Acad Dermatol. 2019 Apr;80(4):957–69.

42. Lutwak-Mann C, Schmid K, Keberle H. Thalidomide in Rabbit Semen. Nature. 1967 Jun;214(5092):1018–20.

43. Prout MN, Fish SS. Participation of women in clinical trials of drug therapies: a context for the controversies. Medscape Womens Health. 2001 Oct;6(5):1.

44. U.S. Food and Drug Administration. Guideline for the study and evaluation of gender differences in the clinical evaluation of drugs; notice. Fed Regist. 1993 Jul 22;58(139):39406–16.

45. Pinnow E, Sharma P, Parekh A, Gevorkian N, Uhl K. Increasing participation of women in early phase clinical trials approved by the FDA. Womens Health Issues. 2009 Apr;19(2):89–93.

46. Chilet-Rosell E, Ruiz-Cantero MT, Horga JF. Women's health and gender-based clinical trials on etoricoxib: methodological gender bias. J Public Health (Oxf). 2009 Sep;31(3):434–45.

47. Ruiz-Cantero MT, Blasco-Blasco M, Chilet-Rosell E, Peiró AM. Gender bias in therapeutic effort: from research to health care. Farm Hosp. 2020 Apr 14;44(3):109–13.

48. Yang Y, Carlin AS, Faustino PJ, Motta MIP, Hamad ML, He R, et al. Participation of women in clinical trials for new drugs approved by the food and drug administration in 2000-2002. J Womens Health (Larchmt). 2009 Mar;18(3):303–10.

49. Merck Sharp & Dohme LLC. A Phase 1, Open-Label, Non-Randomized, 2-Period, Fixed Sequence, Study to Assess the Absolute Bioavailability and Fraction Absorbed of Ertugliflozin in Health Male Subjects Using a 14^C-Microdose Approach [Internet]. clinicaltrials.gov; 2018 Aug [cited 2022 Nov 21]. Report No.: NCT02411929. Available from: https://clinicaltrials.gov/ct2/show/NCT02411929

50. MacroGenics. A Phase 1 Study to Evaluate the Safety, Immunologic and Virologic Responses of MGD014 Therapy in HIV-Infected Individuals on Suppressive Antiretroviral Therapy [Internet]. clinicaltrials.gov; 2022 Aug [cited 2022 Nov 21]. Report No.: NCT03570918. Available from: https://clinicaltrials.gov/ct2/show/NCT03570918

51. Renfro LA, Sargent DJ. Statistical controversies in clinical research: basket trials, umbrella trials, and other master protocols: a review and examples. Ann Oncol. 2017 Jan 1;28(1):34–43.

52. Park JJH, Hsu G, Siden EG, Thorlund K, Mills EJ. An overview of precision oncology basket and umbrella trials for clinicians. CA: A Cancer Journal for Clinicians. 2020;70(2):125–37.

53. Parmar MK, Sydes MR, Cafferty FH, Choodari-Oskooei B, Langley RE, Brown L, et al. Testing many treatments within a single protocol over 10 years at MRC CTU at UCL: Multi-arm, multi stage platform, umbrella and basket protocols. Clin Trials. 2017 Oct;14(5):451–61.

54. Idera Pharmaceuticals, Inc. A Phase 1/2 Study to Assess the Safety and Efficacy of Intratumoral IMO-2125 in Combination With Ipilimumab or Pembrolizumab in Patients With Metastatic Melanoma (ILLUMINATE-204) [Internet]. clinicaltrials.gov; 2022 Jul [cited 2022 Dec 2]. Report No.: NCT02644967. Available from: https://clinicaltrials.gov/ct2/show/NCT02644967

55. Calithera Biosciences, Inc. A Multicenter Phase 2 Study of the Glutaminase Inhibitor CB-839 in Combination With Paclitaxel in Patients With Advanced Triple Negative Breast Cancer (TNBC) Including Patients of African Ancestry and Non-African Ancestry [Internet]. clinicaltrials.gov; 2022 Sep [cited 2024 Jan 1]. Report No.: NCT03057600. Available from: https://clinicaltrials.gov/study/NCT03057600

56. Cipriani A, Barbui C. What is a factorial trial? Epidemiol Psychiatr Sci. 2013 May 16;22(3):213–5.

57. NOT-OD-18-014: Revision: NIH Policy and Guidelines on the Inclusion of Women and Minorities as Subjects in Clinical Research [Internet]. [cited 2022 Dec 13]. Available from: https://grants.nih.gov/grants/guide/notice-files/NOT-OD-18-014.html

58. Geller SE, Koch AR, Roesch P, Filut A, Hallgren E, Carnes M. The More Things Change, the More They Stay the Same: A Study to Evaluate Compliance With Inclusion and Assessment of Women and Minorities in Randomized Controlled Trials. Acad Med. 2018 Apr;93(4):630–5.

59. Khan MS, Shahid I, Siddiqi TJ, Khan SU, Warraich HJ, Greene SJ, et al. Ten-Year Trends in Enrollment of Women and Minorities in Pivotal

Trials Supporting Recent US Food and Drug Administration Approval of Novel Cardiometabolic Drugs. J Am Heart Assoc. 2020 Jun 13;9(11):e015594.

60. Commissioner O of the. U.S. Food and Drug Administration. FDA; 2022 [cited 2022 Dec 13]. Diversity Plans to Improve Enrollment of Participants From Underrepresented Racial and Ethnic Populations in Clinical Trials; Draft Guidance for Industry; Availability. Available from: https://www.fda.gov/regulatory-information/search-fda-guidance-documents/diversity-plans-improve-enrollment-participants-underrepresented-racial-and-ethnic-populations

61. Hwang TJ, Brawley OW. New Federal Incentives for Diversity in Clinical Trials. New England Journal of Medicine. 2022 Oct 13;387(15):1347–9.

62. Loree JM, Anand S, Dasari A, Unger JM, Gothwal A, Ellis LM, et al. Disparity of Race Reporting and Representation in Clinical Trials Leading to Cancer Drug Approvals From 2008 to 2018. JAMA Oncology. 2019 Oct 10;5(10):e191870.

63. Rosenson RS. Comparative Efficacy of Ticagrelor Versus Aspirin on Blood Viscosity in Peripheral Artery Disease Patients with Type 2 Diabetes. 2015;(2).

64. GlaxoSmithKline. A Multicenter, Randomized, Double-Blind, Parallel Group, 52-Week Comparison of Asthma Control and Measures of Airway Inflammation in Subjects of African Descent Receiving Fluticasone Propionate/Salmeterol 100/50mcg DISKUS® BID or Fluticasone Propionate 100mcg DISKUS® BID Alone [Internet]. clinicaltrials.gov; 2017 Jan [cited 2024 Jan 1]. Report No.: NCT00102765. Available from: https://clinicaltrials.gov/study/NCT00102765

65. Kamen C. Exercise Intervention for Lesbian, Gay, Bisexual, and Transgender (LGBT) Cancer Survivors and Caregivers [Internet]. clinicaltrials.gov; 2023 Feb [cited 2024 Jan 1]. Report No.: NCT02459769. Available from: https://clinicaltrials.gov/study/NCT02459769

66. Jones H. Stress-reduction Wellness Program for Midlife Black Women (B-SWELL) [Internet]. clinicaltrials.gov; 2023 Jan [cited 2024 Jan 1]. Report No.: NCT04404478. Available from: https://clinicaltrials.gov/study/NCT04404478

67. Macedo A, Aurindo M, Febra C. Effectiveness of undergraduate medical students training on LGBTQIA + people health: a systematic review and meta-analysis. BMC Med Educ. 2024 Jan 16;24(1):63.

68. Agénor M, Pérez AE, Tabaac AR, Bond KT, Charlton BM, Bowen DJ, et al. Sexual Orientation Identity Disparities in Mammography Among White, Black, and Latina U.S. Women. LGBT Health. 2020 Jul 13;7(6):312–20.

69. Cochran SD, Mays VM. Risk of breast cancer mortality among women cohabiting with same sex partners: findings from the National Health Interview Survey, 1997-2003. J Womens Health (Larchmt). 2012 May;21(5):528–33.

70. Framingham Heart Study [Internet]. [cited 2024 Feb 28]. Available from: https://www.framinghamheartstudy.org/

71. Gorbach P. Transmission Behavior in Partnerships of Newly HIV Infected Southern Californians [Internet]. clinicaltrials.gov; 2019 Apr [cited 2024 Jan 1]. Report No.: NCT01201083. Available from: https://clinicaltrials.gov/study/NCT01201083

72. Men Who Have Sex with Men (MSM) [Internet]. 2022 [cited 2024 Feb 3]. Available from: https://www.cdc.gov/std/treatment-guidelines/msm.htm

73. Ishikane M, Arima Y, Itoda I, Yamagishi T, Takahashi T, Matsui T, et al. Case-control study of risk factors for incident syphilis infection among men who have sex with men in Tokyo, Japan. Western Pac Surveill Response J. 2019 Dec 9;10(4):1–8.

74. National Cancer Institute (NCI). Case-Control Study of Renal Cell Cancer Among Caucasians and African Americans in the United States [Internet]. clinicaltrials.gov; 2020 Dec [cited 2024 Jan 1]. Report No.: NCT00340457. Available from: https://clinicaltrials.gov/study/NCT00340457

75. Van Wagoner NJ, Harbison HS, Drewry J, Turnipseed E, Hook EW. Characteristics of Women Reporting Multiple Recent Sex Partners Presenting to a Sexually Transmitted Disease Clinic for Care. Sexually Transmitted Diseases. 2011 Mar;38(3):210–5.

76. Muzny DC. A Case Control Study of Women With Multiple Sexual Partners Attending the Jefferson County Department of Health Sexually Transmitted Diseases Clinic [Internet]. clinicaltrials.gov; 2017 May [cited 2024 Jan 1]. Report No.: NCT01578915. Available from: https://clinicaltrials.gov/study/NCT01578915

77. Severo M, Santos AC, Lopes C, Barros H. [Reliability and validity in measuring physical and mental health construct of the Portuguese version of MOS SF-36]. Acta Med Port. 2006;19(4):281–7.

Sobre a Autora

Ana Macedo, 51 anos, casada, 5 filhos, médica, formada em 1997 pela Faculdade de Medicina de Lisboa. Doutorado em Farmacologia pela pela *Universitat Autonoma* de Barcelona. Título académico de agregação pela Universidade do Algarve.

Atualmente é Professora Associada Convidada com Agregação da Faculdade de Medicina e Ciências Biomédicas da Universidade do Algarve. Diretora do Programa de Doutoramento em Investigação Clínica e Medicina Translacional da Universidade do Algarve. Presidente da Comissão de Ética do *Algarve Biomedical Center*.

Autora dos livros, '*Como Nascem Novos Medicamentos*', '*Estatística Precisa-se*'. '*A Saúde não ter Preço mas tem Custos*', e 'Identidade de Género e Orientação Sexual na Prática Clínica'.